건강하고 날씬하게 사는 법

아침 과일 다이어트

2009

건강하고 날씬하게 사는 법

아침 과일 다이어트

2009년 6월 5일 초판 1쇄 발행
2009년 9월 22일 초판 2쇄 발행

지은이 / 김정헌
그림 / 최정연
펴낸곳 / 도서출판 푸른솔
발행인 / 박흥주
편집부 / 715-2493
영업부 / 704-2571,2
팩스 / 3273-4649
디자인 / 최정연
주소 / 서울시 마포구 도화동 251-1 근신빌딩 별관 302호
등록번호 / 제 1-825
값 / 14,000원
ISBN 978-89-93596-03-8(03510)

건강하고 날씬하게 사는 법
아침 과일 다이어트

김정헌 지음

푸른솔

건강하고 날씬해지고 싶은 모든 분들에게!

얼마 전 저는 인터넷에서 '물고기를 좋아하는 원숭이?' 라는 제목의 글을 읽었습니다.

> 한 나그네가 길을 가다가 시냇가에 이르게 되었다. 시냇물 한가운데에는 어떤 이가 열심히 시냇물 속에서 무엇을 건져내어 시냇가로 던지고 있었다. 그런데 자세히 보니 원숭이가 물고기를 잡아서 던지고 있는 것이 아닌가. 의아하게 생각한 나그네가 물었다. "지금 뭐하고 있는 겐가?" 그러자 원숭이가 대답했다.
> "나무에서 보니 물고기들이 물에 빠져 죽고 있었습니다. 그래서 얼른 나무에서 내려와 물고기들을 살려 주고 있는 중입니다."

전 세계적으로 질병과 비만이 유행병처럼 번지고 있습니다.

건강과 다이어트에 관심이 없는 사람은 아마도 없을 것입니다. 그리고 좋다는 방법을 누구나 한번쯤은 시도해 보았을 것입니다. 그러나 성공보다는 실패의 경험이 많을 것입니다.

저도 먹는 것을 좋아해서 살이 많이 쪘었습니다. 누가 뭐라고 해도 신경 쓰지 않고 내가 좋아하는 음식을 먹고 살았습니다. 그러던 어느 날 병에 걸렸습니다. 비만과 합병증으로 죽음 직전까지 가보니 비만이 얼마나 위험한지 깨닫게 되었습니다.

저는 이제는 건강하고 날씬한 몸이 되었습니다. 운이 좋아서 회복되었다고 생각했는데 여기에도 성공의 법칙이 있었습니다. 건강과 다이어트에도 '시크릿(secret)'이 있는데 등잔 밑이 어두운 것처럼 사람들이 보지 못하고 있을 뿐입니다.

"건강의 중요성은 건강을 잃은 사람에게 한번 물어보라!"는 말이 있습니다. 평생 건강하고 날씬할 수 있는 방법이 있다면, 그 방법을 돈으로 환산했을 때 얼마의 가치가 있을까요?

일억 원? 십억 원? 아니 그 이상의 가치가 있지 않을까요?

저는 둘 중에 하나일 것입니다. 사기꾼이든 아니면 진짜 좋은 선생님이든… 한번 맞혀 보시기 바랍니다.

저는 '물고기를 좋아하는 원숭이?' 속의 원숭이가 되고 싶지는 않습니다. 부디 이 책을 읽는 분들이 '물 만난 물고기'가 되어 건강하고 날씬해지기를 간절히 바랍니다.

My Story

먹고, 먹고, 또 먹고

먼저 제 이야기를 하겠습니다.

저는 1962년 5월 20일, 서울 명동에 있는 성모병원에서 태어났습니다. 태어날 당시 제 몸무게는 4.3 Kg ! 지금도 우량아에 속하는 몸무게이지만, 당시 그 병원 개원 이래 제일 무거운 아이로 저는 유명했다고 합니다. 그리고 저는 몸무게만 많이 나간 게 아니라 머리도 커서 저의 어머님이 밤새 진통하며 "나 살려! 나 살려!" 이렇게 고함을 치셨다고 합니다. 그래서 간호원들 사이에 저와 저의 어머니가 동반 인기를 누렸다고 합니다.

저는 이렇게 무겁고 크게 이 세상에 첫발을 디뎠습니다. 그리고 자라면서 먹는 것을 참 좋아했습니다. 초등학교와 중학교에 다닐 때는 학교가 끝나면 맛있는 떡볶기를 빨리 사먹으려고 뛰었습니다.

어릴 때 라면 부스러기를 튀겨 만든 '라면땅'이라는 과자를 무척 좋아했는데, 가끔 '라면땅'이 가득 찬 방에서 과자에 파묻혀 실컷 먹는 꿈을 꾸곤 했습니다. 그런 꿈을 꾸는 날은 무척 행복했습니다. 어릴 적에 미국 유학을 꿈꾸기도 했는데, 공부가 목적이 아니라 미국에 가면 햄버와 피자를 실컷 먹을 수 있다고 생각했기 때문입니다.

먹는 것을 좋아해서인지 대학도 연세대학교 식품공학과(지금은 생명공학과로 바뀌었음)에 진학해서 석사과정까지 마쳤습니다. 군복무 후 첫 직장이 '해표식용유'로 유명한 동방유량 기술연구소였는데 거기서 3년 간 식용유를 연구했습니다.

연구소에서는 음식물을 어느 온도에 어떻게 튀겨야 맛있는지 여러 가지 실험을 했습니다. 새우튀김, 감자튀김 등 맛있는 것을 먹으며 일할 수 있는 연구소는 저에게 천국과 같았죠.

그러던 어느 날 저는 동방유량연구소를 그만 두고 영상 제작 일을 하게 되었습니다. 영상 제작은 촬영, 편집 등 창조적이면서 재미있는 일입니다. 그런데 공사판 막일꾼이나 다름없었습니다. 밤을 새는 적도 많고 마감일이나 상영일을 맞추려면 무리하게 일을 해야만 했습니다.

그럴 때 저를 위로해 주는 동반자는 평소에 좋아하는 음식들이었습니다. 식품공학석사까지 마친 저는 가공식품의 나쁜 점을 그 누구보다 잘 알고 있었으나 정작 제 자신의 식습관을 고치지는 못했습니다. 매일 새우깡 1봉지는 기본이고, 과자, 콜라, 피자, 닭튀김, 떡볶이, 오뎅 등 많은 가공식품을 먹으면서 위안을 받았습니다.

안중근 의사는 하루에 한 번 책을 읽지 않으면 입안에 가시가 돋는다고 했는데 저는 하루에 한 번 과자와 떡볶이, 라면을 먹지 않으면 잠이 오지 않았습니다. 저의 몸은 어떠했을까요? 171㎝ 키에 몸무게 92㎏, 허리둘레 42인치가 되었습니다. 몸 컨디션은 좋지 않았고 항상 피곤했습니다. 식품을 전공한 저였지만 몸무게가 많이 나가고 피곤한 것이 과로 때문이지 제가 먹은 음식 때문이라고는 생각하지 않았습니다.

그러던 어느 날 건강검진을 받았습니다. '급성간염에 당뇨!'

의사는 쉬지 않으면 죽을 수도 있다고 말했습니다. 그러나 저는 그 당시 쉴 수가 없었습니다. 직장은 새로이 방송국(지금의 CGN TV)을 막 오픈할 시기였기 때문에 쉰다는 것은 상상할 수 없는 상황이었습니다. 가정경제 상황도 제가 쉬면 가족이 모두 손가락을 빨아야 할 상황이었습니다. 가끔 일을 하다가 어지럼증을 느낄 때면 '이러다 쓰러져 죽을 수도 있겠구나' 하는 생각이 들기도 했습니다. 당시에는 사명감으로 일을 하고 있었기 때문에 죽는 것이 두렵지 않았습니다. 다만 '내가 죽으면 누가 내 가족을 돌보나' 하는 생각을 하니 앞이 깜깜했습니다.

위기는 곧 기회다

그동안 평탄한 삶을 살았던 저에게 인생 최대의 위기가 왔습니다. 저는 바뀌어야만 했습니다. 그러나 저는 밤샘 영상 작업으로 항상 지쳐 있었기 때문에 건강과 살을 빼기 위해 운동을 할 엄두가 나지 않았고 그럴 시간도 없었습니다.

그래서 음식조절로 92kg에서 57kg까지 35kg을 뺐습니다. 그런데 먹는 것을 좋아하니 금세 살이 77kg까지 다시 찌고 말았습니다.

원인은 알았지만 그것을 이기고 마음대로 컨트롤하지는 못했습니다. 뱃살은 잘 안 빠지고, 먹을 것을 좋아하니 몸무게가 올라갔다가 내려갔다가 하는 요요현상이 일어났습니다. 요요현상은 다이어트하는 사람들이 가장 싫어하는 단어입니다.

그래서 이제까지 제가 배운 것과 경험을 바탕으로 관련 도서를 많이 읽고 실천해 보았습니다. 그리고 여기에도 '성공의 원칙'이 있는 것을 알았습니다. 이전으로 다시 돌아가지 않을 자신감이 생겼습니다.

이제 저와 가족은 많이 건강해지고 날씬해졌습니다.

지금 저는 62㎏으로 예전의 92㎏에서 30㎏ 감량했고 허리는 29인치로 42인치에서 13인치나 줄었습니다.

그런데 주위를 보니 많은 사람들이 고생을 하는 것이 보였습니다.

많은 사람들이 강에 떠내려가고 있는데 그 끝에 폭포가 있는 것이 보였습니다. 부담이 생기기 시작했습니다. 나를 변화시키는 것도 중요한 일이지만 남을 변화시킨다는 것은 더 중요한 일이라는 것을 깨달았습니다.

누구나 바뀔 수 있다

저는 지금도 아침부터 밤까지 책상에 앉아서 영상 편집 일을 주로 합니다. 그래서 평균 12시간은 기본이고 18시간, 아니면 며칠씩 책상에 앉아서 일합니다. 당연히 그동안 복부 비만으로 고생하였으나 이제는 날씬해져서 이전에 입던 옷을 모두 버리고 새로 옷을 사 입었습니다. 옷값은 아깝지만 이것으로 얻는 이득은 말로 표현할 수 없을 정도입니다.

최근의 에피소드입니다. 예전에 저의 다리는 굵어서 가끔 아내의 청바지를 잘못 입으면 허벅지에서 걸려 들어가지 않았습니다. 그런데 최근에 새벽기도회를 다녀왔는데 집에 와서 보니 제가 아내의 청바지를 입고 갔다 온 것이었습니다. '내가 이렇게 많이 변했구나' 하고 새삼 놀랐습니다.

저는 직업의 특성상 운동할 시간도 많이 없습니다. 그러나 올바른 방법을 알고 나서 습관을 바꾸니 살이 놀랍게 빠지고 컨디션은 좋아지고 몸은 더 단단해져 갑니다.

저는 애처가입니다. 아내가 원하는 것은 무엇이든 해주려고 노력합니다. 그런데 제가 살이 쪄서 배가 많이 나왔을 때 아내가 "나는 권상우나 배용준처럼 근육질의 남자가 좋더라"라는 말을 했을 때 저는 '다른 소원은 몰라도 그것만은 절대 들어 줄 수 없어. 나는 죽어도 그런 몸매가 될 수 없어'라고 생각했습니다. 하지만 이제는 자신감이 생겼습니다. 아직은 근육질 수준까지는 아니지만 조만간 될 것 같습니다.

사람이란 정신이나 영적으로 놀랍게 변할 수 있는 존재이지만 육체도 음식과 습관을 바꾸면 놀랍게 바뀔 수 있다는 것을 알았습니다. 이것은 특별한 사람만이 가능한 것이 아니고 누구나 가능합니다.

누구나 건강하고 날씬하게 살 수 있다

건강하고 날씬해지는 데도 성공하는 법이 있습니다.

선생님을 잘못 만나면 아무리 열심히 해도 좋은 성적을 받을 수 없듯이 '어떤 음식을 언제 어떻게 먹는가'를 제대로 배워야 합니다. 우리는 올바른 식사법을 배운 적이 없습니다. 이것을 배우는 것이 중요합니다.

여러분이 성공하려면 사람이 적게 간 길을 가야 할지도 모릅니다. 그러나 안전지대를 떠남으로써 상쾌함과 짜릿한 흥분을 느낄 수 있습니다. 그리고 자신이 누구인지, 자신에게 가장 소중한 것이 무엇인지를 안다면 모든 것이 달라질 것입니다.

평생 건강하고 날씬하게 사는 것은 어렵지 않습니다. 이 책에서 소개하는 대로 아침에 일어나서 오전 12시까지 물과 과일만 먹는 것입니다. 그리고 '8장 먹을수록 좋은 음식'에 나오는 음식을 많이 먹으려고 노력하고 '9장 먹지 않을수록 좋은 음식'에 나오는 음식을 먹지 않으려고 노력해 보십시오. 이렇게 하면 우리는 모두 건강해지고 날씬해질 수 있습니다. 왜냐하면 그렇게 만들어졌기 때문입니다.

여러분에게도 저와 저희 가족에게 일어난 기적이 일어날 것입니다!

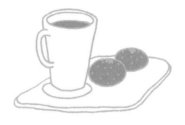

Contents

1부   건강하고 날씬하게 사는 법

1장 절대 실패하지 않는 '아침 과일 다이어트'

2장 병이 나는 이유? 다이어트 실패의 이유?

1부

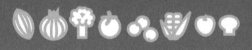

건강하고 날씬하게 사는 법

절대 실패하지 않는 '아침 과일 다이어트'

(1) '아침 과일 다이어트' 방법

- 아침식사로 과일만 먹는다.
- 오전 중에는 물과 과일만 먹는다.
- 과일은 소화가 잘 되므로 허기가 진 사람은 오전에 과일을 여러 번 먹으면 된다. 다른 음식은 소화가 오래 걸려 오전 배출주기 에너지를 빼앗으므로 절대 먹지 않는다.
- 식사하기 1시간 전에 물 500ml를 마신다.
  (물은 과식을 막아 주고 몸의 지방 분해를 촉진한다. 물만 잘 먹어도 건강하고 날씬해진다. 500ml은 상당한 양이므로 억지로 먹기보다는 최대한 물을 많이 먹도록 한다.)
- 오전 중에는 차와 커피는 절대 먹지 않는다.
  (모닝커피는 좋지 않다. 꼭 먹고 싶으면 오후에 먹는다.)
- 과일은 반드시 공복에 먹거나 다른 음식 먹기 20분 전에 먹는다.
  (식후 디저트로 과일은 절대 먹으면 안 된다. 건강, 다이어트에 모두 좋지 않다.)

- 과일은 어떤 과일도 먹어도 되지만 제철 과일이 좋다.

  봄 : 딸기, 앵두, 살구

  여름 : 수박, 참외, 복숭아, 토마토, 자두, 메론

  가을 : 사과, 배, 포도, 대추, 무화과, 석류, 모과

  겨울 : 귤, 사과, 감, 곶감

- 아침은 꼭 과일을 먹어야 하며, 더 빨리 날씬해지고 싶은 사람은 점심, 저녁을 과일로 식사해도 된다.(절대 영양실조 걸리지 않는다.)

- 과일 주스는 직접 갈아 만들어야 한다.

  (시판 과일 주스와 과일 통조림은 농축하여 가공되어 효소가 다 파괴 되었으므로 다이어트와 건강에 좋지 않다.)

- 점심·저녁 일반식사를 할 때 효소가 파괴되지 않은 음식(김치, 야채) 을 많이 먹는다.

- 점심·저녁 일반식사를 할 때 정제하지 않은 곡물(현미, 잡곡, 통밀) 을 많이 먹는다.

- 오메가-3를 영양제로 섭취한다.

  (좋은 지방을 먹어야 건강하고 살이 빠진다. 또한 심혈관, 당뇨, 뇌 건강에도 중요하다. 오메가-3 지방이 많은 음식을 먹는 것이 중요 한데, 오메가-3는 영양제 형태로 섭취하는 것이 좋다.)

- 작은 성공을 하고 자신을 칭찬하라.

  (자신에 대한 긍정적인 생각과 대화는 매우 중요하다.)

- 식사일지를 적고, 살아 있는 음식을 70% 이상 먹는다.

(아침에 과일만 먹더라도 33%는 살아 있는 음식을 먹게 된다. 70%
이상은 빨리 날씬해지거나 건강해지고 싶은 사람에게 좋다. 30% 이
하일 때는 건강에 적신호다.)

- 초기 3주에 집중하라.

(어떤 일이든 21일간 계속하면 그것을 습관화 할 수 있다.)

- 자신이 먹는 음식은 자신이 선택한다.

(음식을 권하는 사람이 절대 당신의 건강과 질병에 책임지지 않는다.
나중에 누가 책임지는지 곰곰이 생각해 보라.)

- 음식을 먹을 때는 절대 다른 사람의 눈치를 보지 않는다.

(억지로 먹지 않는다. 소화는 인체에서 가장 에너지 소모가 많다.
억지로 먹기보다는 남기거나 버려라. 과식은 비만과 질병의 원인이
다. 음식으로 인해 병이 들면 치료비는 음식 값의 몇 만 배가 더 들
수 있다.)

- 음식을 먹을 때 천천히 먹으려고 노력한다.

(대부분 살찐 사람은 빨리 음식을 먹는다. 위에서 뇌로 배부르다는
신호가 가는데 20분 이상 걸린다. 빨리 먹으면 과식 확률이 높아진
다.)

- 과식하지 않도록 노력한다.

(먹고 싶은 양의 80%가 되었다고 생각하면 더 이상 먹지 않는다.
과식하면 비만이 될 뿐 아니라 면역력이 떨어지고 그 결과 일찍 죽
는다.)

- 될 수 있으면 간식을 먹지 않는다.

  (위장도 쉬어야 한다. 쉬지 않으면 지친다. 지치면 제 기능을 하지 못한다.)

- 좋은 음식과 나쁜 음식에 대해 공부한다.

  (옷을 고르거나 물건을 살 때는 매우 신중하고 이것저것 알아 본다. 그러나 옷이나 물건은 낡거나 고장나면 바꾸면 된다. 우리 몸은 살이 찌고 마음에 안 든다고 바꿀 수 없다. 무엇을 어떻게 먹을까 공부해야 한다.)

- 긍정적인 생각만 한다.

  (생각이 몸을 바꾼다. 좋은 생각을 가져야 몸이 좋아진다. 자신이 건강해지고 날씬해진다고 믿어라. 믿는 대로 된다.)

- 겨울에는 과일이 차서 먹기에 힘든 경우 냉장고에 넣지 말고 실내에 보관하고 미지근한 물에 씻어서 허브차와 함께 마시면 좋다.

- 운동을 한다.

  ('아침 과일 다이어트'를 하면 에너지가 남아 운동할 마음과 힘이 생긴다. 좋은 식습관과 운동은 건강과 날씬함으로 확실하게 이끄는 두 마리의 말이다.)

- 장애물을 이겨낸다.

  (당신이 음식을 바꾸면 가족이나 친구가 방해한다. 그 이유는 안쓰러워서 그럴 수도 있고, 같이 먹던 시절이 그리워서 그럴 수도 있다. 그러나 이런 장애물을 잘 이겨야 성공한다. 가족이나 가까운

사람들의 음식에 대한 인식과 습관이 같이 바뀌면 성공 확률이 높아
진다. 이 책을 읽고 나서 가족에게도 읽게 하라.)

(2) '아침 과일 다이어트'의 장점

- 쉽다.
- 굶거나 먹는 걸 참지 않아도 된다.
- 음식의 양보다는 질에 신경 쓴다.
- 건강해지면서 날씬해진다.
- 아침은 다른 사람의 눈치를 볼 필요 없다.
  (비교적 다른 사람의 방해를 덜 받는다.)
- 경제적이다.
  (과일은 비싸지 않다. 비싸다고 생각할 뿐이다.)
- 피부가 좋아지고 만성 질환이 예방된다.
- 머리가 좋아진다.
  (역사적으로 많은 천재들이 과일을 먹었다.)
- 며칠만 해보아도 효과를 확인할 수 있고 3주 이상 하면 본인과 주
  위에서 놀란다. 그리고 4개월을 하면 다른 사람이 된다.
  (우리 몸 세포의 평균 교체 주기가 4개월이다.)
- 위장이 좋아진다.
- 스트레스를 완화시킨다.

- 현대인에게 늘고 있는 돌연사를 예방해 준다.
- 생체 나이를 젊게 한다. (매일 과일과 야채를 꾸준히 먹으면 생체나이가 5년 정도 젊어진다.)
- 평생 할 수 있다. (평생 건강하고 날씬하게 살 수 있다.)

(3) 건강·다이어트 불변의 법칙

"심은 대로 거둔다."라는 말은 인생불변의 법칙이다.

우리나라 속담에도 "콩 심은데 콩 나고 팥 심은데 팥 난다."라는 말이 있듯이 절대 콩 심은 데서 팥이 나오지 않는다. 좋은 생각을 하거나 좋은 행동을 하면 좋은 결과가 나오고, 나쁜 생각을 하거나 나쁜 행동을 하면 나쁜 결과가 나온다.

'건강·다이어트 불변의 법칙'은 좋은 음식을 먹으면 몸도 건강해지고 당연히 날씬해진다는 것이다. 이것은 평생 습관이므로 요요현상이 없다. 다이어트에서 실패하는 것은 본질적으로 나쁜 음식을 먹기 때문이다. 살을 빼는 데 집착하지 말고 좋은 음식을 먹는 습관을 들이면 자연히 우리의 몸은 건강하고 날씬해진다.

우리 몸이 음식에서 얻는 영양분은 탄수화물, 단백질, 지방, 식이섬유, 비타민, 미네랄, 물(수분), 효소 등이다. 이것들이 골고루 다 들어이있는 식품을 '완전식품'이라고 부른다.

"탄수화물을 적게 먹어라!" "탄수화물을 많이 먹어라!" "단백질을 적게 먹어라!" "단백질을 많이 먹어라!"처럼 상반된 이야기가 사람들을 혼란스럽게 만들었다. 그 결과 많은 사람들이 병이 들고 살이 더 찌고 있다.

엔젤 키즈 박사는 2만 2,043명의 그리스인, 1만 1,300명의 이탈리아인을 조사한 결과 비만이나 노화에 관련된 질병이 대부분의 음식과 밀접한 관련이 있다고 보고했다. 섬유소, 파이토케미컬(phytochemical)이 풍부한 과일, 야채, 견과류를 많이 먹는 사람은 날씬할 뿐만 아니라 심장마비나 동맥경화와 같은 질병에 걸릴 위험이 낮아짐을 알아냈다.

건강다이어트의 정답은 바로 좋은 탄수화물, 좋은 단백질, 좋은 지방이 많이 들어 있으면서 식이섬유, 비타민, 미네랄, 물, 효소가 많은 음식을 꾸준히 먹는 것이다.

가장 좋은 포도당(탄수화물), 아미노산(단백질), 지방산(지방)과 비타민, 미네랄, 물, 효소가 들어 있는 음식은 '과일과 야채'다. 완전식품이다.

좋은 음식이란 과일, 야채, 정제하지 않은 곡물(현미, 통밀, 잡곡), 견과류, 오메가-3다. 이것뿐이다. 그런데 이 사실을 사람들은 잘 모른다.

하루에 위의 음식을 얼마나 먹느냐가 현재와 미래의 여러분 옷의 사이즈와 건강을 알려 준다. 이 음식들을 통해 100조 개나 되는 우리 몸의 세포에 양질의 탄수화물, 단백질, 지방, 식이섬유, 비타민, 미네랄, 물, 효소를 공급해 주는 것! 이것이 건강·다이어트 불변의 법칙이다.

사람은 고정된 상태로 서 있는 조각품이 아니라 끊임없이 움직이는 강이다. 피부는 매달 새롭게 태어난다. 3주마다 새로운 골격을 갖추고 6주마다 새로운 간을 가지게 된다. 우리 몸의 원자중 98%가 1년 전에는 없었다. 1년 마다 우리는 '새로운 나'가 된다.

식습관은 가장 바꾸기 힘든 것 중 하나이지만, 생각과 인식이 바뀌면 쉽게 바꿀 수도 있다. 나쁜 탄수화물, 나쁜 단백질, 나쁜 지방을 많이 먹고 식이섬유, 비타민, 미네랄, 물, 효소가 부족한 음식을 매일 꾸준히 먹으면 어떤 일이 일어나는가?

비만과 성인병이다.

좋은 음식을 제대로 많이 먹으면 어떤 일이 일어나는가?

건강과 날씬함이다.

심은 대로 거둔다. 이것이 '건강·다이어트 불변의 법칙'이다.

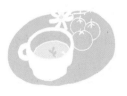

병이 나는 이유?
다이어트 실패의 이유?

왜 천문학적으로 의료비가 들어가는데 점점 더 병에 걸리는가? 다이어트에 성공한 사람보다 실패한 사람이 왜 많은가? 살이 빠졌다가 왜 다시 찌는가?

어떤 사람은 반복해서 살이 찌고 빠졌는데 자신이 뺀 살을 모두 합하면 수백kg은 될 것이라고 한다. 왜 빠졌던 살이 다시 찔 때는 이전보다 더 찌는가?

'한 달에 10kg 보장!'

주위에 이런 전단지나 광고들을 많이 볼 수 있다. 그렇게 많은 사람들이 관심을 갖고, 책도 많고, 정보도 많은데 왜 다들 실패를 하는 것일까? 여기에는 다음과 같은 이유가 있다.

(1) 제대로 배운 적이 없어 잘 모른다

건강과 다이어트에 관한 수많은 책 속에는 수많은 상반된 내용들이 있다. 그래서 많은 사람들이 건강과 다이어트에 관해서 제대로 모른다. 식품학을 전공한 필자 같은 사람도 헷갈리니 보통사람들은 더욱 혼란스러울 것이다.

그 중에 대표적인 것이 과일에 대한 태도다. 많은 의사와 전문가들이 책에서 "과일도 살이 찌니 먹지 마라."고 말하고 있다. 정확한 사실을 모르는 보통사람들은 마치 밀물과 썰물을 오가듯이 방황하고 있다. 또 "고단백질이 좋다." "저단백질이 좋다." "탄수화물이 좋다." "탄수화물이 나쁘다." 등등 상반된 내용이 많다. 그래서 헷갈리는 많은 사람들이 그냥 자신이 좋아하는 것을 계속 먹고 있다. 몸에 좋은 음식보다는 입에 좋은 음식을 먹는다.

무엇이 좋은 음식인지 배우기가 쉽지 않다. 그게 우리의 현실이다. 그래서 우리는 점점 더 병에 걸리고 살이 찌고 있다.

수많은 책 중에서 제대로 된 책을 찾기가 힘들다. 하지만 《다이어트 불변의 법칙》과 《내 몸이 아프지 않고 잘 사는 법》을 쓴 하비 다이아몬드와 《병 안 걸리고 사는 법》을 쓴 신야 히로미 박사 등 많은 양심적인 의사와 과학자들에게 감사한다. 이 책들은 이미 미국에서 1,200만 부, 일본에서 200만 부나 팔린 책들이다.

처음에 이 책들을 접했을 때 책 제목만 보고 이 책들은 완전 사기이거나 진짜 좋은 책이거나 둘 중에 하나일 것이라고 생각했다. 평생 내 몸이 아프지 않고 살거나 병 안 걸리고 산다면 이것보다 좋은 방법이 없지 않은가. 여러분도 꼭 읽어 보기 바란다.

어느 분야에서든 성공의 법칙이 있다. 열심히 하는 것도 중요하지만 '성공하는 법' '이기는 법'을 아는 것은 무엇보다 중요하다.

친구한테 전화를 건다고 하자. 번호를 모르고 무작위로 한 자리씩 눌러가며 전화를 건다면 아마 며칠이 걸릴 수도 있고 몇 달이 걸릴 수도 있고 평생 못 걸 수도 있다. 그러나 번호를 알고 있다면 단 10초 안에 걸 수 있다.

올바른 방법을 아는 것이 중요하다. 건강과 다이어트에서 중요한 것은 열심히 하는 것보다 옳은 방법을 아는 것이다. 잘못된 곳에 사다리를 갖다 놓고 열심히 오르락내리락 해보아야 실패할 뿐이고 지칠 뿐이다.

우리는 옷을 사거나 물건을 살 때 대충 사지 않는다. 여러 가지 알아보고 싸고 좋은 것을 사려고 노력한다. 마찬가지로 우리가 매일 먹는 음식에 대해서도 무엇이 좋은 것인지 이것저것 따져보며 좋은 것만 먹어야 한다. 음식은 소화가 되어 우리 몸이 된다. 옷은 마음에 들지 않거나 낡으면 버리거나 바꾸면 된다. 그러나 우리 몸은 버리거나 바꿀 수가 없다.

여러분도 꼭 성공의 법칙을 알기 바란다. 여러분도 올바른 방법을 배우면 반드시 성공할 것이다.

(2) 음식의 질보다는 양(칼로리)에 초점을 맞춘다

많은 사람들이 '다이어트'라고 하면 적게 먹거나 굶는 것으로 생각하고 그렇게 실천하려고 노력을 한다. 그러나 다이어트를 음식 양의 관점으로만 접근하면 실패하기 쉽다. 설혹 살을 뺐다 하더라도 다시 돌아가거나 악화된다. 살이 빠지지 않고 계속 찌는 것도 문제이지만 살이 빠졌다가 다시 찌는 요요현상은 더 좋지 않다. 이렇게 되면 육체적으로도 힘

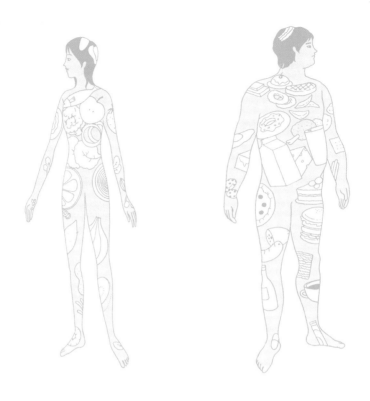

들지만 정신적으로도 '나는 안 돼!'라는 실패감과 좌절감이 강하게 박혀서 모든 것이 더 나빠진다.

고무줄 법칙

우리는 양(量)으로 음식을 이길 만큼 의지가 강하지 않다. 양을 줄이거나 먹지 않고서 뺀 살은 다시 찐다. 마치 고무줄처럼 말이다. 고무줄은 당긴 힘이 셀수록 반대 방향으로 힘차게 가버린다. 이것이 자연의 법칙이다.

무언가 고무줄보다 힘 센 것이 붙잡고 있어야 한다. 좋은 음식은 날씬해지고 건강해진 다음에 그 상태를 붙잡아 두는 놀라운 힘이 있다. 내 몸을 이길 수 있는 음식을 먹으면 이길 힘이 생긴다.

제3부에 나오는 먹을수록 좋은 음식과 먹지 않을수록 좋은 음식을 유심히 읽어보라. 좋은 음식을 먹으면 우리 몸은 좋아진다. 나쁜 음식을 먹으면 우리 몸은 나빠진다. 건강·다이어트의 성공의 비결은 양보다 음식의 질이라는 사실을 꼭 명심하라!

(3) 잘못된 방법으로 계속하기 때문이다

잘못된 패턴을 계속 반복한다면 과거와 똑같은 결과를 얻게 된다.

방안에 갇힌 파리는 불빛만 찾는다. 그래서 몇 시간 동안 계속해서 유리창에 머리를 부딪친다. 우리도 마찬가지다. 닫힌 창문을 통해 계속 밖으로 나가려 한다면 나갈 수 없다. 접근 방법을 바꿔야만 성공할 수 있다. 방안에 갇힌 파리는 다른 출구를 찾아야만 그 방에서 탈출할 수 있다.

원하는 결과가 나오지 않을 때는 접근방식을 바꿔야 한다. 성공하려면 성공하는 방법과 패턴으로 시도해야 한다.

(4) 우리 몸을 이용하지 못하기 때문이다

우리 몸을 보는 두 가지 관점이 있다.

하나는 우리 몸은 살이 찌고 병을 나게 하는 거추장스런 정신의 부하라고 생각하는 것이다. 또 하나는 원래 아주 아름답고 너무나 기막히게 잘 만든 최고의 작품이라는 것이다.

우리의 의지는 약하다. 25㎏ 이상 살을 뺀 사람의 95%가 다시 살이 쪘다는 통계를 본 적이 있다. 자신의 의지력을 갖고 음식과 싸우는 사람은 거의 실패를 한다. 식욕은 성욕보다 강하다.

우리 몸은 우리 몸에 맞게 만들어진 적합하고 좋은 음식을 매일 넣어 주면 우리를 괴롭히고 고통을 주는 존재에서 어느새 우리를 돕는 가장 든든한 아군으로 바뀐다.

현대 문명의 상징인 자동차의 부품의 수는 많아야 2만~3만 개인데 반해 우리 몸의 세포의 수는 60조~100조 개다. 우리 몸에서 하루에 일어나는 생리현상의 가지 수는 1,000조나 된다. 이런 수많은 생리현상이 일어나는 중에도 우리 몸은 항상 36.5도의 체온을 유지한다. 체온이 1도 떨어지면 면역력이 30% 떨어지고 10도 이상 떨어지거나 올라가면 이미 우리는 이 세상 사람이 아니다.

우리 몸은 놀라운 존재다. 살아 있는 것 자체가 기적이다.

우리 몸을 잘 이용하라. 상쾌함과 건강함, 새로운 삶이 시작된다.

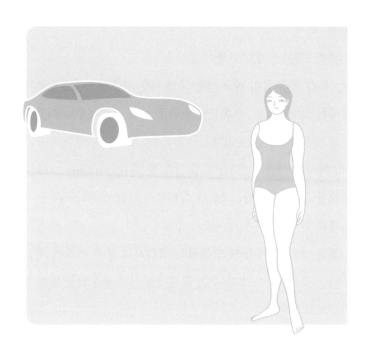

(5) 살을 빼는 것만이 목적이기 때문이다

왜 살을 빼려고 하는가? 우리 몸에 붙은 지방 덩어리를 제거하여 남에게 창피하지 않은 숫자를 적으려는 것인가? 남에게 더 매력적으로 보이고, 자신감과 자존감을 키우기 위해서인가?

살을 빼고 건강하지 않으면 아무 소용이 없다. 근본적인 것을 바꾸어야 한다. 높은 차원으로 바꾸면 낮은 차원의 일은 저절로 해결된다.

내 삶의 지배가치를 발견하고 그것으로 생활습관을 바꾸라.

습관을 바꾸면 건강해지고 날씬해진다.

(6) 나쁜 음식을 먹기 때문이다

필자는 먹을 것 없이는 못사는 사람이었다. 먹는 낙으로 산다고 생각했다. 필자와 같은 사람이 주위에 많이 있는 것 같다. 그런데 필자가 먹고 있는 음식이 그렇게 나쁜 줄은 몰랐다.

필자는 7년 정도 남양주에 살면서 자가용으로 출퇴근했는데 출근 거리가 멀어 휘발유보다 싼 유사휘발유를 넣고 한동안 다녔다. 그때는 괜찮았으나 서울로 이사 온 지금 엔진이 자주 고장나서 그때 조금 이득을 본 것보다 몇 배의 비용을 지불했다.

우리 몸도 마찬가지다. 싸고 질 나쁜 연료를 넣어 주면 살이 찌고 병이 난다. 좋은 연료를 넣어 주어야 한다. 비만이거나 마르거나 몸이 어디가 불편하다면 여태까지 먹은 음식의 결과다. 환경이나 습관이나 주위 사람 탓을 하면 안 된다. 결국 우리 입에 음식을 넣는 것은 자기 자신이다. 사람의 병은 80% 이상이 음식과 관련이 있다고 한다.

당장 자신이 먹고 있는 음식을 점검해 보자.

(7) 세상이 끊임없이 나쁜 음식을 먹도록 설득하기 때문이다

사람이 아무 생각 없이 평범하게 산다면 나쁜 음식을 먹고 있을 확률이 높다. 왜냐하면 세상이 끊임없이 나쁜 음식을 먹도록 우리를 설득하기 때문이다.

무의식적으로 움직여서 무언가를 하도록 만드는 것이 요즘 시대의 중요한 특징이다. 설득을 전문으로 하는 사람들이 돈을 많이 쓰면서 우리의 무의식을 조정하고 있다. 멋진 음악과 멋진 영상을 사용하여 우리를 설득하고 있고, 우리는 설득당하고 있다. 수없는 반복을 통해 이 음식을 먹으면 좋을 것이라는 이미지를 심는다. 그것은 우리가 어떤 음식을 고를 때 엄청난 파워를 행사한다.

우리가 병에 걸리고 다이어트에 실패하고 있은 것은 우리가 설득당하고 있기 때문이다,

(8) 생각이 잘못되었기 때문이다

우리의 행위는 우리 능력의 결과가 아니라 생각이 만든 결과다.

우리는 생각과 몸이 연결되어 있다고 생각하지 않는다. 그러나 생각은 몸의 주인이다. 우리가 건강하고 날씬하다고 믿으면 우리 몸은 그렇게 따라간다. '나는 살이 찌고 병에 걸릴 거야.'라고 생각하면 그렇게 된다. 우리의 생각은 우리를 이끄는 자동항법장치이고, 우리 몸은 그것을 따라가는 크루즈 미사일이다.

많은 사람들은 무의식적으로 자신은 변화하기 힘들거나 변화하는 데에 오래 걸릴 것이라고 생각한다. 그러나 "반드시 내가 나를 바꾸겠다." "나는 변할 수 있다."라는 강한 믿음이 있으면 우리는 즉시 변할 수 있다. 두려운 방향에 초점을 맞추지 말고 가고 싶은 방향에 초점을 맞추어야 한다.

자기에게 나쁜 일이 생길 것이라고 생각하는데 좋은 일이 생길 수가 없다. '나는 건강하고 날씬해진다.'라고 생각하고 믿어라! 성공의 열쇠는 자신감과 강인함, 유연성, 자신의 능력에 대한 확신 등을 마음속에 계속 유지하는 것이다.

좋은 생각이 당신의 몸을 건강하고 날씬하게 만든다.

(9) 일정기간만 하려고 하기 때문이다

건강과 다이어트는 평생습관이다.

우리는 음식을 한번 많이 먹었다고 앞으로 먹지 않거나, 숨을 많이 쉬었다고 멈추면 죽는다. 건강과 다이어트도 효과가 있다고 멈출 수 없다. 평생 해야 할 일이다. 즉 평생습관이다.

따라서 비용이 많이 드는 것은 아예 시도하지도 마라. 한 달에 수십만 원이나 수백만원 들여 효과를 보았다고 평생 할 수 없다. 건강과 다이어트에 비용이 많이 들지 않아야 한다. 그래야 평생 할 수 있다.

멀리 보는 자가 성공한다.

(10) 나중에 내가 당할 고통과 기쁨에 대해 잘 생각하지 않기 때문이다

사람은 고통과 기쁨을 통해 행동을 선택한다.

자신이 이 음식을 먹고 살이 쪄서 결국 질병에 걸려서 당할 고통을 실감하는 사람은 그 음식을 먹지 않는다. '나한테는 그런 일이 일어나지 않을 거야. 그날이 오더라도 지금은 상관없어.' 이런 마음으로 나쁜 음식을 먹고 폭식을 한다. 음주나 흡연도 마찬가지이다. 그런 습관을 못 고치는 것은 나중에 그것으로 인해 당하는 고통을 생각지 않고 즉시 주는 쾌감과 안도감 때문에 다시 하기 때문이다.

햄버거가 즐거움을 준다고 느끼는 한 햄버거에서 벗어나지 못한다. 햄버거가 자신의 건강과 다이어트에 확실히 나쁘다는 느낌과 고통을 연결시킬 때 비로소 변화가 일어난다. 마찬가지로 좋은 음식을 먹으면서 이것을 먹고 자신의 몸이 건강해지고 날씬해진다는 기대감과 신념이 없기 때문에 조금 먹다가 중지한다.

사람은 고통과 두려움을 통해 짧은 순간 변할 수 있다. 필자도 식습관을 쉽게 고치지 못했다. 그러나 텔레비전에서 당뇨합병증으로 다리를 자르고 실명한 분을 보고 식습관을 고치게 되었다. 당뇨병에 걸렸어도 '나는 괜찮겠지' 하는 막연한 믿음으로 살던 필자는 텔레비전을 보고 '영상 제작을 하는 사람이 눈이 보이지 않는다면?' 하는 생각을 했다. 거의 죽음과도 같은 충격이었고, 그런 생각이 식습관을 바꾸는 계기가 되었다.

필자는 실명한 그분이 "내가 조금만 일찍 깨달았더라면…!" 하던 말이 아직도 잊혀지지 않는다.

건강과 다이어트에서 실패하는 것은 자신의 선택으로 겪을 고통을 피부로 느끼지 않기 때문이다. 이것을 생각하면 누구나 지금 즉시 바뀔 수 있다.

(11) 아무 때나 먹기 때문이다

소화는 우리 몸에서 가장 에너지를 많이 소비하는 중요한 생리기능이다.

규칙적으로 세 끼 식사만을 하는 것이 좋다. 왜냐하면 아무 때나 불규칙하게 먹으면 우리 몸의 리듬이 깨지기 때문이다. 음악, 운동, 말하기 등 우리의 모든 삶은 리듬에 맞게 해야 좋은 결과가 나온다.

대학 때 필자의 친구가 데모를 하다가 경찰서에 끌려간 적이 있다. 경찰서에서 가장 고통스러웠던 것은 느닷없이 형사가 들어와 가혹행위를 하는 것이었다고 한다. 그래서 나중에는 문 여는 소리만나도 고통이 몰려 왔다고 한다. 일주일 만에 풀려났는데 자기 집 전화번호도 기억이 나지 않았다고 한다.

우리 몸도 마찬가지다. 아무 때나 먹을 것을 우리 몸에 넣어 주면 친구가 경찰서에서 당한 고통과 같은 것을 우리 몸에 주는 것과 같다. 우리 몸은 참 잘 만들어졌기 때문에 처음엔 잘 견디다가 어느 시점부터는 부작용이 생긴다.

필자는 먹을 곳을 좋아해서 시도 때도 없이 먹었다. 내가 먹고 싶으면 먹고, 누가 권하면 먹고, 체면상 먹었다. 그리고 그것이 나에게 에너지를 주리라 생각했다. 그러나 그건 착각이었다.

아무 때나 먹는다면 건강과 다이어트의 성공은 절대 없다.

(12) 질문을 하지 않고 살기 때문이다

이 세상에서 성공하는 방법 중의 하나는 질문하는 것이다. 우리의 인생은 우리가 질문했던 질문뿐 아니라 하지 못했던 질문에 의해서도 결정된다.

"왜 점점 병이 늘어나는 것일까?"

"왜 사람들은 점점 살이 찔까?"

"아침을 든든히 먹는 것이 좋을까?"

"소화와 다이어트와는 무슨 상관이 있을까?"

"내가 먹고 있는 음식은 나에게 에너지를 주고 있을까? 빼앗고 있을까?"

"우유는 과연 완전식품인가?"

"육식을 해야 과연 힘이 나는 것일까?"

"과일과 야채만 먹으면 힘이 약해지지는 않을까?"

질문은 건강과 다이어트의 안내자다. 인터넷과 의사, 동네 아줌마, 이 사람 저 사람의 이야기와 정보 속에서 스스로 질문하고 답해 보자.

성경에서도 "구하면 얻을 것이요. 찾으면 찾을 것이요. 두드리면 열릴 것이다."라고 했다.

분명히 건강하고 날씬하게 사는 법을 찾을 것이다.

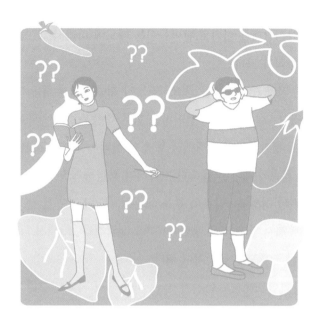

(13) '실패를 이기는 법'을 배우지 않기 때문이다

　눈에 당장 보이는 마시멜로를 참고 나중에 먹는 아이에게 또 하나의 마
시멜로를 주는 실험을 해보면 재미있는 결과가 나타난다. 어떤 아이는
금세 먹고 어떤 아이는 참았다가 하나를 더 받아 2개를 먹는다. 무엇이
이 차이를 나게 하는가? 이 차이를 나게 하는 것은 자기통제능력과 만족
을 늦추는 능력이다.

　우리는 실패를 이기는 법을 제대로 배우지 못했다. 이 세상은 성공보
다는 실패가 많다. 그런데 실패를 이기는 법을 가르쳐 주는 사람과 교육

은 거의 없다. 실패를 이기고 받아들이는 태도에 따라서 그 이후 결과에는 엄청난 차이가 나타난다.

이것은 우리가 평가목표를 중요시하느냐 학습목표를 중요시하느냐에 따라 달라진다. 실패를 딛고 일어서는 힘은 학습목표에서 나온다. 실패를 하였을 때 평가목표의 잣대에서 보면 이 실패는 실패라고 생각하여 다음 번 도전 의지와 사기를 급속히 저하시켜 좌절하게 만든다. 반면 학습목표로 훈련된 사람은 '이것이 주는 교훈이 무엇인가?'를 생각하고 '나는 실패를 통해서 많은 것은 배웠다.'라고 생각한다. 그래서 다시 도전하고 생각이 밝고 태도는 긍정적이 된다.

건강과 다이어트에서도 마찬가지다. 지금 살이 찌고 건강이 나쁜 게 문제가 아니라 이것으로 무엇을 배웠느냐가 중요하다.

실패는 뜻이 있다. 성공으로 가는 길에는 수많은 실패가 있다. 실패를 잘 극복하면 좋은 결과가 기다린다. 성공한 사람들은 성공이 실패의 뒤뜰에 묻혀 있다는 것을 알고 있다. 진짜 성공의 대가는 백전백승한 사람이 아니라 어제까지의 실패를 통해 많은 것은 배워 오늘과 내일 승리하는 사람이다.

우리가 실패하는 이유는 실패를 통해 배우지 않았기 때문이다.

(14) 활력을 주는 대안을 만들지 않기 때문이다

잘못된 것에 대한 지적은 많으나, 올바르고 쉬운 대안이 없으면 상황은 개선되지 않는다. 활력을 주는 대안이 없으면 원래의 모습으로 돌아가는 것이 인간이다.

마약중독자를 보면 교도소에서 풀려나는 즉시 마약에 빠져드는 경우가 많지만 종교를 얻거나 새로운 기술을 배운다든지 좋은 습관으로 대체한 사람들은 다시 마약에 빠져들지 않는다고 한다.

건강과 다이어트에서 승리하고 싶은 사람은 '아침 과일 다이어트'를 꼭 학습하고 실행하라! 좋은 대안이 될 것이다.

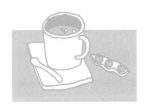

'아침 과일 다이어트' 기본 원리

미국 존스홉킨스 대학 A. 워커 교수는 다음과 같이 말했다. "아득한 옛날의 인간들은 육식을 한 바도 없고, 초식을 하지도 않았으며, 또한 잡식도 하지 않았다. 그들은 주로 과일을 먹었다."

(1) 건강·다이어트의 핵심은 '과일'이다

'인간과 과일'

미국 에모리 대학의 영양학자인 보이드 이튼 박사는 석기시대 사람들의 주식은 과일과 야채였다고 말한다. 석기시대 사람들은 오늘날 우리가 먹는 양보다 3배나 더 많은 과일과 야채를 먹었다고 한다. 놀랍게도 과일과 야채는 견과류와 콩류와 더불어 하루 소모 칼로리의 65%를 제공하고, 현대인이 섭취하는 섬유질보다 10배나 많은 100g의 섬유질을 제공했다고 한다. 이튼 박사는 석기시대 사람들은 현대인이 보조식품을 통해 섭취할 수 있는 양의 비타민과 미네랄, 항산화제를 과일과 야채를 통해 섭취했다고 말한다.

곡류는 석기시대에는 존재하지 않았으나 이제는 현대인의 식단에서 빼놓을 수 없는 것이 되었다. 이튼 박사는 곡류 그 자체로는 해롭지 않지만, 우리 몸에 필수적인 과일과 야채 대신 주식으로 자리 잡는 것이 염려스럽다고 말한다.

'과일'과 건강, 다이어트

앞으로 여러분이 과일을 어떻게 먹느냐가 여러분의 건강과 몸매를 유지하는 데 중요한 영향을 끼칠 것이다. 과일만큼 훌륭한 음식은 없다. 인간의 몸은 무엇보다도 과일을 에너지원으로 삼도록 만들어졌다.

인간은 과일이 익었다는 것을 색을 보고 식별할 수 있고, 그것을 손으로 딸 수 있으며 더욱이 그 달콤한 맛을 알고, 그 당을 가장 효율적인 에너지원으로 이용할 수 있는 존재다. 즉 우리들의 몸은 과일을 주식으로 삼을 수 있도록 의도적으로 만들어져 있다.

우리들 몸의 에너지원은 단당체로 불리는 당이다. 밥과 빵들의 곡물 또는 설탕을 먹어도 우리들의 몸속에서는 소화작용에 의해 그것을 단당류로 변화시켜서 흡수한다. 이 소화에는 대량의 에너지와 효소가 필요하다.

과일이 좋은 점은 밥과 빵, 면류, 설탕처럼 소화과정이 필요한 탄수화물과는 달리 이미 과일 속에 있는 식물효소의 힘으로 탄수화물을 과당과 포도당과 같은 단당류로 변화시키는 작업이 끝나 있다는 데 있다. 이것 때문에 과일은 소화를 위해 몸 속의 에너지와 효소를 거의 쓰지 않아도 된다.

따라서 과일은 위장에서 소화되는 데 20분에서 30분 정도밖에 걸리지 않는다. 다른 음식은 최소 수 시간에서 10시간 이상 걸리기도 한다.

소화에 절약된 에너지와 효소로 몸에 쌓인 노폐물이 제거되어 우리의 몸은 날씬해지며 항상 에너지가 넘쳐흐르고 건강해진다. 과일을 제때에 제대로 먹으면 건강해지고 날씬해진다.

과일의 과당과 설탕과 같은 정제당의 차이

사람들이 제일 오해하는 것이 과일도 많이 먹으면 살이 찐다는 염려다. 과일의 과당과 사람이 가공해서 만든 정제당을 같은 것으로 생각하는 것이다. 과일에 들어 있는 과당은 체내에 흡수될 때에 인슐린을 필요로 하지 않는다. 과일이 에너지원으로서 뛰어난 이유 중의 하나다. 직접 세포 속으로 흡수되어 간다.

미국의 대사학 전문가인 마크스 박사는 "과당은 당뇨병과 아무 관계가 없다. 왜냐하면 과당은 인슐린을 조금도 동원하지 않기 때문이다."라고 말했다.

과일의 당은 췌장을 혹사시키지 않으며, 몸의 귀중한 에너지와 효소를 낭비하지 않는다. 또한 과일은 체내 해로운 노폐물과 숙변을 풍부한 수분과 섬유질로 씻어 흐르게 해주므로 정화와 감량효과가 뛰어나다. 과일이 건강에 좋은 이유다.

과일만큼 효소가 넘쳐 있는 훌륭한 음식은 없다. 사람들은 과일을 좋아한다. 그러나 '좋다'라고 어렴풋이 알 뿐 그 유익함을 제대로 알고 제

때 먹는 사람은 드물다.

과일은 건강과 다이어트 성공의 키포인트다.

과일과 야채를 골고루 먹어야 하는 이유는?

많은 과학적 연구 결과 과일과 야채를 많이 먹으면 날씬해질 뿐만 아니라 특정 암이나 질병이 발생할 확률을 획기적으로 줄여 주고 치료효과도 있다는 것이 밝혀졌다.

과학자들이 신비한 역할을 하는 항산화제 활동을 설명해 줄 신비의 화학물질을 찾아 과일과 야채를 분석한 것은 불과 20년밖에 되지 않는다. 그동안 과일과 야채에서 강력한 항산화제 성분이 많이 확인되었다. 이것을 총칭해서 파이토케미컬(pytochemicals)이라고 부른다.

식물활성영양소인 파이토케미컬은 그 색깔과 기능상으로 5가지로 나눈다. 토마토와 수박과 같은 붉은색의 리코펜은 전립선암과 폐암에 좋다. 녹색 식물인 브로콜리는 방광암에 좋고 노란색을 대표하는 콩 속에는 유방암을 예방하는 이소플라빈이 들어 있다. 보라색을 대표하는 포도에는 안토시아닌이 들어 있는데 이것은 구운 고기의 발암물질을 억제한다. 흰색채소를 대표하는 마늘에는 위암을 예방하는 성분이 들어 있다. 이렇게 5가지 색깔의 과일과 야채를 골고루 먹어야 여러 가지 다른 효과를 골고루 누릴 수 있다.

우리 몸 안에 들어온 발암물질은 활성산소를 만들어 세포를 파괴하고 DNA를 손상시킨다. 이 상태가 지속되면 암이 발생하는데 과일 속에 들어 있는 다양한 식물활성성분은 손상된 DNA를 복구시키고 암 발생을 억제한다.

얼마 전 한국에서 출판된 일본 다이어트 책 《아침 바나나 다이어트》도 좋은 책이지만 바나나 한 종류보다는 제철 과일을 색깔별로 골고루 먹는 것이 훨씬 더 좋다고 생각한다.

과일의 장점

- 체중 감량이 쉽다.
- 소화가 빠르다. 이 점은 매우 중요하다. 밥, 빵, 고기, 유제품 등은 위 속에 수 시간 이상 머무는데 과일은 단 20분에 소화된다.
- 우리 몸을 청소하는 해독작용이 뛰어나다.
  (과일을 먹으면 에너지가 남아 몸 안에 노폐물과 독소를 제거하는 데 에너지로 사용된다.)
- 과일은 칼로리가 아주 낮다.
  (쿠키 100g은 472kcal인데 메론 100g은 43kal에 불과하다. 이것 이 바로 과일의 매력이다.)
- 양질의 당분이 최고의 에너지를 만든다.
- 과일의 과당은 인슐린을 전혀 분비시키지 않으므로 당뇨병의 위험이 전혀 없다.
- 피로가 풀리고 몸에 활력이 생긴다.

(과일의 유기산은 체내의 피로물질인 젖산을 몸 밖으로 배출시켜 피로를 풀어 주고 칼슘이 뼈에 흡수되는 것을 돕는 역할을 한다. 과일을 충분히 섭취하면 피로가 회복될 뿐 아니라 세포의 움직임이 활발해져 온몸에 생기가 돌고 활력이 넘친다.)

- 수분이 풍부하다.

(수분이 많은 음식을 먹는 것이 건강과 다이어트에서 중요하다. 과일에는 비타민, 미네랄의 함량이 높은 수분이 70~90%에 달한다.)

- 비타민과 미네랄이 풍부하다.

(과일은 창조주가 만든 영양제다.)

- 과일에는 효소가 많다.

(효소는 곧 생명력이다. 효소의 소진은 곧 죽음이다. 효소가 많아 몸을 날씬하게 하고 건강하게 한다.)

- 식이섬유가 풍부하다.

(식이섬유는 인체의 청소부다. 몸 안에 있는 나쁜 것들을 제거해 준다. 몸에 있는 나쁜 성분뿐만 아니라 과일에 혹시 있을지 모를 잔류 농약도 흡착하여 배설하여 준다.)

- 단백질의 원료인 아미노산이 들어 있다.

(사람들이 고기를 먹는 가장 큰 이유는 단백질 때문이다. 좋은 단백질을 얻으려면 좋은 아미노산을 섭취해야 한다. 식물성 아미노산이 동물성 아미노산보다 좋다는 것을 많은 연구가 증명해 준다.)

- 과일을 많이 먹으면 머리가 좋아진다.

(과일에는 뇌에 좋은 지방산이 들어 있다. 과일과 야채는 뇌 세포 파괴를 막는 데 효과적이다. 미국의 비채식인 어린이의 아이큐 평균은 99, 과일과 야채를 주로 먹는 어린이의 아이큐 평균은 116이고, 완전채식을 하는 어린이는 이보다 높다고 한다.)

- 생체의 pH를 약알칼리로 조정한다.
  (우리 몸의 pH는 7.34~7.4이다. 이 영역에서 급격히 벗어나면 아주 큰 손상을 받아 결국 죽음에 이른다. 많은 음식이 산성이다. 과일은 대표적인 알칼리식품이다.)
- 필요 영양소를 모두 가지고 있다.
- 파이토케미컬이 풍부하여 항산화작용을 한다.
  (영양제에는 많아야 10여 가지의 성분이 있지만 과일 하나에 수천에서 1만 가지 이상의 파이토케미컬이 들어 있다. 최근에 이것들의 유익한 효용들이 많이 밝혀지고 있다.)
- 맑고 투명한 피부를 가꾸어 준다.
  (과일을 많이 먹으면 피부가 좋아지는 것은 누구나 아는 사실이다.)
- 변비를 예방하고 장을 튼튼하게 해준다.
  (위장이 좋아야 우리 몸이 건강하다. 과일에는 섬유질의 일종인 펙틴 성분이 장 기능을 활발하게 도와준다.)
- 고혈압 동맥경화 등 성인병을 예방해 준다.
  (과일에는 성인병 예방에 필수적인 요소들이 다량 함유되어 있다.)
- 면역력을 강화시켜 암을 예방한다.

- 감기 등 각종 질병을 막아 준다.
- 류머티즘을 완화시켜 준다.
- 과일의 결점이란 거의 없다.
- 태교에 가장 좋은 음식이다.

  (많은 연구가 건강한 태아를 낳으려면 육류 섭취량을 줄이고 과일과 야채를 많이 먹으라고 권한다.)
- 과일을 먹으면 체중은 줄고 기분은 더 좋아진다.

  (일반적으로 몸에 무리를 주어 살을 빼면 뇌의 필수지방산 부족을 초래해 우울증이 오는 경우가 많다. 과일은 체중을 줄이면서 몸은 상쾌하고 기분은 좋게 해준다.)
- 과일을 먹으면 몸이 차가워지는 사람이 있지만 시간이 지나면 해소된다.

과일은 에너지 효율이 가장 높은 음식이다

과당은 소화에 에너지를 거의 소비하지 않고 최대한의 에너지를 얻을 수 있는 음식이다. 과일의 에너지 전환 효율은 90%이다. 소화로 잃는 체내의 에너지는 과일이 생체에 주는 총 에너지의 10%에 불과하다. 그런데 쌀은 그 자체를 소비하는 데 30%의 에너지를 소비한다. 고기는 70%나 된다.

개인뿐만 아니라 국가적으로도 에너지 문제 해결이 앞으로 그 나라의 운명을 결정할 만큼 중요하다. 에너지 효율이 높은 음식을 많이 먹는 것이 날씬한 몸과 건강의 핵심 포인트이다. 소화기능에 많은 에너지를 빼앗기거나 소모하지 않고 우리 몸의 노폐물 제거에 에너지가 많이 쓰이게 되면 몸은 자연히 건강해지고 날씬해진다.

암은 과일을 싫어한다

암 전문가들이 이구동성으로 하는 말은 암 예방을 위해서 평소에 항산화제를 많이 섭취하라는 것이다. 제일 좋은 항산화제가 과일이다. 과일은 비만을 해소하고 장수하고 싶은 사람에게 가장 좋은 식품이다.

건강에 관심이 있는 분은 KBS에서 방영하는 '생로병사의 비밀'을 자주 보실 것이다. 거기에서 보면 암환자들이 암을 고치는 사례들이 나온다. 그들이 암과 질병을 고친 방법 중에 제일 많은 것이 식생활개선, 즉 과일과 야채를 많이 먹는 것이다.

사람이 만든 영양제, 신이 만든 영양제

많은 사람들이 식습관을 바꾸지 않고 영양제와 비타민제를 먹고 만족해 한다. 종합 비타민제 하나로 과일을 통해 얻는 모든 비타민을 섭취할 수 있다고 착각하는 것이다. 대표적인 예가 미국사람들이다. 몸에 나쁜 것을 여전히 먹으면서 영양제와 보조제도 많이 먹고 있다. 그런데 미국인은 세계에서 가장 뚱뚱하며 건강도 나쁘다. 영양제와 보조제는 어느 정도의 효과를 줄 수 있지만 근본적인 문제를 해결하지 못한다.

연구 결과 과일에서 어느 한 성분을 추출해 농축한 성분을 알약으로 만들어 놓았더니 과일에서 섭취하는 성분과 완벽하게 다른 효과를 보였다. 과일의 다양한 성분이 함께 모여야 시너지 효과를 내면서 건강에 유용한 결과를 낳는다.

항산화 작용도 마찬가지다. 각자 항산화 기능을 하는 비타민 C와 비타민 E, 비타민 A는 키위로 한꺼번에 섭취되어 인체에 들어가면 훨씬 더 강력한 항산화 효과를 낸다. 영양소들은 각자 다른 역할을 하는 듯 보이지만 사슬처럼 엮여 서로에게 지대한 영향을 준다. 이것은 자연이 주는 커다란 혜택이다.

영양제는 인간이 만든 것이지만, 과일과 야채는 신이 만든 영양제다.

(2) '아침식사'가 비만 해결에 아주 중요한 이유

궁극적으로 건강·다이어트에서 성공을 결정하는 것은 '아침식사로 무엇을 먹는가?'이다. 아침을 먹는 것은 일종의 습관이다. 건강과 다이어트에서 아침식사는 중요하다.

'밤에 야식을 먹는 것과 아침을 든든히 먹는 것과 점심에 부페를 먹는 것' 중에서 어느 것이 제일 나쁘다고 생각하는가?

대부분 밤의 야식이라고 대답한다.

정답은 아침을 든든히 먹는 것이다.

밤에 야식 먹는 것과 점심에 뷔페에 가서 실컷 먹는 것이 좋다는 뜻이 아니다. 그것도 몸에 좋지 않지만 아침을 든든히 먹는 것이 제일 나쁘다는 뜻이다.

앞으로 날씬하고 에너지 넘치는 삶을 살기 원하는 사람에게는 중요한 문제다. 오전에는 과일과 물만 먹는 것이 건강과 다이어트의 핵심이다.

우리는 매우 빠른 변화 속에 살고 있다. 그런데 여기 몇십 년 동안 변하지 않는 것이 있다. 바로 아침을 '든든히' 먹어야 한다는 것이다. 모든 사람들이 기본적으로 든든한 아침식사를 하는 것이 몸에 좋다고 생각한다. 이것이 왜 나쁜지 설명하겠다.

(3) 인체의 3주기

하버드대학교 의대교수인 C. 시슬러 박사는 "생체의 모든 생리기능은 뚜렷한 특정 사이클에 따라서 움직인다."고 말한다. 우리 몸의 생체주기는 3주기로 이루어져 있다. 사람의 몸은 하루 24시간 중 3주기를 가지고 음식을 섭취하고 동화시키고 배출시킨다. 이것은 매우 중요한 개념이다.

하루 24시간 중 낮 12시부터 밤 8시까지 8시간은 음식과 영양섭취에 좋은 시간으로 이를 섭취시기라고 한다. 이때가 인체가 음식을 받아들이는 최적의 상태로 준비된 때다.

신진대사와 영양소 추출이 활발히 일어나는 때를 동화주기라고 하며 저녁 8시부터 새벽 4시까지를 일컫는다. 밤늦게 음식을 먹는 것이 나쁜 것은 이렇게 에너지를 축적해야 하는 시간에 소화(소화는 우리 몸 활동 중에 가장 에너지를 많이 소비한다)에 에너지를 쓰게 만듦으로 자신의 몸에서 에너지를 많이 소비하게 하기 때문이다.

마지막으로 노폐물 제거가 가장 활발하게 일어나는 배출주기는 새벽 4
시부터 정오 12시**까지다.**

우리는 음식을 먹고(섭취), 그 음식물로부터 필요한 것을 추출하고(대
사), 그리고 남은 것을 제거한다(배출).

우리 몸의 하루 사이클

주 기	시 간	특 징
섭취주기	정오 ~ 오후 8시	섭취와 소화
동화주기	오후 8시 ~ 오전 4시	흡수와 이용
배출주기	오전 4시 ~ 정오	체내의 노폐물 배설

비만은 노폐물이 쌓이는 것이다

비만은 제거되는 노폐물보다 생기는 노폐물이 많아 생기는 결과다. 따
라서 노폐물을 잘 제거하는 것이 비만 해결에서 제일 중요하다.

사람의 몸은 약 60조 ~ 100조 개의 세포로 이루어져 있다. 그 중 매일
3,000억 ~ 8,000억 개의 세포가 죽고 새로 생기는데, 죽은 세포는 노
폐물로서 장, 방광, 피부, 폐로부터 배설된다. 배설속도보다 빠르게 노
폐물이 생겨나면 배설작용이 그에 뒤지게 되므로 노폐물이 체내에 쌓이

면서 인체는 이 독소로 오염된다.

　죽은 세포 외에 또 다른 원인이 있는데, 그것은 조직에서 제대로 소화 및 흡수가 되지 못한 음식의 부산물이다.

　우리 몸은 오전 중에 배설작용을 가장 왕성하게 하도록 만들어졌다. 이 작용은 몸을 정화하는 동시에 유해물질을 제거하는 자연과정으로, 이 작업이 잘되면 우리는 결코 병에 걸리거나 살이 찌지 않는다. 또 어깨결림, 두통, 요통, 신경통, 변비, 빈혈, 여드름, 거친 피부, 각종 알레르기에 시달리지 않는다.

살찌는 원인을 정확히 알아야 한다

　"아침을 든든히 먹어야 한다."는 가르침과 믿음과 습관은 배설시간대를 어기게 함으로써 비만을 증가시킨 첫 번째 원인이다. 노폐물과 독소 제거 작업은 모든 생물에게 매우 중요하다. 과식이나 운동부족도 살이 찌는 이유이기는 하지만 더 큰 원인이 독소를 제거하지 못하는 것이다.

　결국 이것을 잘 하느냐 못 하느냐가 질병완치와 비만해결에 밀접한 관계가 있다. 아침과 오전은 배출시기이므로 소화가 아주 빨리(20분에서 30분)되며 가장 영양가가 높은 과일로만 식사를 해야 한다. 과일은 소화하는 데에는 에너지가 전혀 필요하지 않다.

　비만으로 고생하는 사람은 빨리 그 독성을 몸 밖으로 배설해야 한다. 매일 정기적으로 하는 배설작용으로도 배설되지 않는 노폐물을 끊임없이 체내에서 만들어 내게 된다면 그것은 몸 어딘가에 쌓여가고 있는 것이다. 비만과 질병 그리고 고통 없는 삶을 사는 비결은 몸의 노폐물과 독소를 얼마나 잘 배출하는가의 문제다.

"건강하고 날씬하게 살려면 반드시 아침식사를 과일만 먹어야 합니다."라고 이야기를 하면 사람들은 3가지 반응을 보인다. 수긍하고 즉시 아침식사를 바꾸는 사람, 아침은 밥이 최고라는 사람, 좋은 이야기라고 생각하지만 행동을 미루는 사람이다.

인생은 선택이다. 든든한 아침식사를 하고 나서의 느낌을 기억해 보자. 식사 후 바로 힘이 충만하고 원기 왕성해지는가? 대부분 우리는 식사 후 원기 충만함을 느끼지 않는다. 오히려 피곤함을 느낀다. 식사량이 크면 클수록 더욱 피곤해진다. 왜냐하면 음식물을 소화하기 위해서는 에너지를, 그것도 상당량의 에너지를 필요로 하기 때문이다.

필자는 이것을 모르고 식사를 한 후 바로 소화가 잘되라고 줄넘기를 한 적이 있다. 소화기관으로 몰려야 할 피가 운동하는 데 많이 쓰였다. 줄넘기를 하던 중 갑자기 두통이 나더니 쓰러질뻔 했고, 그 후유증으로 며칠 컨디션이 좋지 않았다. 음식을 먹고 난 후 소화에 최대의 에너지가 소모된다는 것을 몰랐기 때문이다.

우리 몸이 음식물을 에너지로 바꾸는 데는 적어도 몇 시간이 걸린다. 다른 모든 활동도 마찬가지로 이 과정 또한 에너지를 필요로 한다. 하루에 사용될 대부분의 에너지는 신체활동이 가장 저조할 때 축적된다. 신체활동이 가장 저조할 때란 바로 우리가 잠자는 동안이다. 든든한 아침식사를 하면 이렇게 축적한 에너지를 아침식사를 소화하는 데 소비해 버리게 된다.

일반적으로 아침식사를 든든히 먹어야 한다고 생각하는 이유는 먹는 일 그 자체가 자극적 효과가 있기 때문이다. 식사를 하면 아드레날린이 높아지면서 몸이 적극적인 태세를 취하게 되므로 곧 기운이 나는 것 같은 느낌이 든다. 그러나 이것은 에너지를 소모하면서 소화하는 데 오래 걸린다. 다 소화하기 전에 다른 식사가 들어오기 때문이다.

든든한 아침식사는 절대 에너지를 주지 않는다. 오히려 에너지를 소모한다. 그러면 몸 안에 노폐물을 제거할 에너지가 없어진다. 그것이 쌓인다. 바로 여러분의 배와 다리, 허벅지에 있는 살이다. 그래서 대부분 오전에 상쾌한 기분보다는 멍한 상태가 된다. 그러면 자극을 주기 위해 커피를 마신다.

아침에 일어나서 12시까지는 물과 과일 외에 어떤 것도 먹지 않아야 한다. 과일은 먹고 싶은 만큼 여러 번 먹어도 좋다.

유의해야 할 것은 반드시 신선하고 가공처리되지 않은 것이어야 한다는 것이다. 시판 중인 가공 과일 주스나 과일 통조림은 가공 중 효소가 파괴되므로 먹으면 좋은 효과보다는 해가 되는 경우가 많다.

정오까지 오로지 물과 과일만을 먹는다는 원리는 아주 중요하다. 이것을 믿고 실천하면 기적이 일어난다. 이 책의 여러가지 좋은 원리 중 가장 중요한 사항이다.

나는 그 중요성을 알게 된 것을 매일 하나님께 감사한다. 아침식사로 과일만 먹으면 생기가 돋고 에너지가 넘친다. 약간 허기질 수 있으나 점심식사가 기다려지고 몸이 가벼워지는 것을 느낄 수 있다.

매끼 식사가 기다려져서 먹는가? 아니면 먹어야 한다는 의무감으로 먹는가? 나는 내일 아침에 과일을 먹는다는 기대감으로 빨리 잔다. 그리고 오전에 점심식사가 기다려진다. 3주만 실천해 보고 당신의 몸 컨디션에 귀를 기울여 보라. 그리고 체중계에 올라가 보라.

어느 정도 효과가 나타났다고 오전까지 과일만 먹던 습관을 버리고 다시 옛날 식습관으로 돌아가서는 안 된다. 이것은 평생습관이다. 물론 때때로 과일이 아닌 다른 음식으로 아침식사를 할 수도 있다. 그런 날에는 아침식사를 즐기고, 죄의식을 느끼거나 자신을 나무라서는 안 된다.

중요한 것은 방향성이다. 여러분의 식습관을 수분이 많고 효소가 많은 살아 있는 과일과 야채를 많이 먹는 쪽으로 바꾼다면 건강과 날씬함이 다가올 것이다.

기적과 성공은 때론 쉽고 가까운 데 있다. 단지 못 보고 있을 뿐이다.

또 다른 과일 먹는 방법

과일은 공복이나 다른 음식 먹기전 적어도 20분 전에 먹어야 하며, 다른 음식과 함께 먹거나 식후에 먹으면 안 된다. 많은 사람들은 배부르게 식사하고 나서 후식으로 과일을 많이 먹고 있는데, 과일을 다른 음식들과 함께 먹거나 식후에 먹으면 나쁜 일들이 발생한다.

과일이 다른 음식과 함께 위에서 섞이면 다른 음식을 소화시키는 소화액과 만나게 되며, 알카리성인 과일은 즉시 산성으로 바뀐다. 이것은 위궤양을 비롯한 각종 위장병의 원인이 되고 위장 내의 모든 음식물이 부패하게 된다. 많은 사람들이 후식으로 과일을 먹음으로써 과일에 있는 아주 좋은 효과를 누리지 못하고 있을 뿐 아니라 몸을 해치고 있다.

모든 과일은 열을 가하거나, 다른 음식과 함께 먹거나, 식후에 먹거나, 가공 처리하여 주스로 만들지만 않으면 체내에서 알칼리성을 유지한다.

다시 한번 말하지만 과일은 식후에 먹지 말고, 식전 20분이나 공복에 먹어야 한다.

과일을 먹으면 살이 잘되고 공부가 잘되는 이유?

인간의 뇌가 연료로 이용할 수 있는 것은 오직 포도당뿐이다. 뇌는 단백질을 직접 이용할 수 없으며 지방이나 탄수화물도 직접 이용할 수 없다. 섭취한 것은 모두 이용하기 전에 포도당으로 변해야 한다.

과일의 과당은 모유를 제외한 다른 모든 음식보다 더 빨리 훨씬 쉽게 포도당으로 변한다. 제대로 먹은 과일은 한 시간도 안 되는 짧은 시간 동안 뇌에 쓰일 수 있는 에너지로 변해 혈액 속에 있게 된다.

이런 이유 때문에 격무에 시달리거나 공부를 많이 할 때는 과일을 먹어야 한다. 아침에 일어나서 정오까지 과일만 먹는 수많은 사람들이 왕성한 에너지를 느낀다고 말하는 이유가 여기 있다. 소화에 쓰이는 에너지를 일과 공부에 쓰니 잘될 수밖에 없다.

과일을 올바르게 먹으면 살이 빠질 뿐만 아니라 일과 공부도 잘하게 된다. 나는 이것을 알고 나서 책도 많이 읽고 일도 효율적으로 잘하고 있다. 바쁜 영상 제작 일을 하면서도 이 책을 쓸수 있게 해준 것이 '아침 과일 다이어트'라고 생각한다.

아이들에게도 '아침 과일 다이어트'를 시켜야 한다. 우리가 먹는 음식은 건강과 몸매와 관련이 깊지만 두뇌와도 많은 관련이 있다.

천재들은 과식(果食)주의자가 많았다.

호전반응이나 명현반응을 잘 넘겨라

몸이 나쁜 상태에서 좋은 상태로 가기 위해 일시적으로 좀 더 나빠지는 과정을 호전반응 혹은 명현반응이라고 한다. 대부분의 사람들은 처음부터 좋은 반응이 일어날 수 있으나 어떤 사람들은 처음 며칠은 좋지 않은 기분을 느낄 수도 있다. 배가 꽉 찬 듯 느껴지거나 몸이 나른하거나 명확한 이유 없이 신경이 날카로워지거나 심지어는 약간의 설사기를 느낄 수도 있다. 만약 그런 불쾌한 느낌을 경험하기 시작했다면 인체가 갑자기 많은 에너지를 발견하여 세척작업에 들어갔다고 이해하면 될 것이다. 그 일은 필요한 작업이고 유익한 것이다.

과일이 사람에게 맞지 않을 확률은 5%라고 한다. 본인이 어떤 과일과 맞지 않는지 몸의 소리에 귀 기울여 보기 바란다. 초기에 약간의 어려움이 올 수 있으나 그것을 뛰어 넘었을 때 얻는 것은 참으로 크다.

(4) 비만에 대하여

WHO(세계보건가구)는 "비만은 병이며 그것도 장기적인 투병이 필요한 질병이다."라고 하였으며 CDC(미국질병통제기구)에서는 "비만은 모든 발병 가능한 만성질환의 원인이다."라고 하였다.

비만은 질병이다

비만은 몸무게가 지나치게 많이 나가는 것, 살이 보기 싫게 접히는 것, 움직이는 데 불편함을 의미하는 게 아니라 인류 생존을 위협하는 병이다.

"전 세계 모든 나라에서 비만 인구가 늘어 간다. 예전에는 괜찮을 것이라 여겼던 짐바브웨나 감비아 같은 개발도상국들도 예외가 아니다. 이 유행병은 빠르게 퍼져 나간다. 가장 무서운 것은 지금까지 아무도 막지 못했다는 것이다." 이 말은 10년 동안 비만 인구 확산 및 나쁜 식습관을 연구한 국제비만연구협회 회장인 스테판 루에스네르 박사의 말이다.

1988년 이래 비만은 '전염병'으로 공식 선포되었다. 하지만 그 심각성을 아는 사람은 많지 않다. 세계적인 당뇨병 권위자 중 한 사람인 오스트레일리아의 폴 짐멧 교수는 이렇게 말한다. "세계보건기구는 이제 비만을 은밀한 살인자로 인정한다. 비만은 당뇨병이나 심장질환, 암 등의 주요 원인이다."

비만과 우리, 나

"적게 먹어 병에 걸리는 병은 잘 먹으면 쉽게 낫지만, 많이 먹어 걸리는 병은 화타나 편작이 와도 고치지 못한다."라는 말이 있다. 미국에서는 비만인 사람은 요직에 오를 수 없고 생명보험료도 비싸다. 실제로 비만인 사람이 100세 이상 장수했다는 얘기는 듣지 못한다. 일본 스모선수 중 55세 이상 산 사람은 몇 명 되지 않는다.

비만은 미국인 사망 원인 가운데 1위다. 2001년에 일어난 9·11 테러를 모르는 사람은 없을 것이다. 미국에서는 9·11 이후에 테러라는 말을 공적인 장소에서는 쓰지 않는 금기어가 되었다고 한다. 9·11 테러의 후유증이 크기 때문이다. 이때 죽은 사람의 수는 2,752명이다. 미국에서 약물중독으로 매년 1만 7,000명이 죽고 총기 사고로는 2만 9,000명, 교통 사고로는 4만 명이 죽고 있다.

그런데 2001년에 비만과 관련해서 죽은 사람의 수는 9·11 테러로 죽은 사람의 수의 145배나 되는 40만 명이다. 9·11 테러는 2001년에만 일어났다. 비만으로 죽어가는 사람은 매년 죽어가고 있고, 더욱이 매년 증가하고 있다. 미국만 그럴까? 이 전염병이 세계적으로 번지고 있다. 중국, 브라질 등이 미국을 뒤따르고 있고 우리나라도 점점 심각해지고 있다. 10년 내 두 사람 중 한 사람이 비만이 될 전망이다.

비만 부모를 둔 아이가 비만이 될 위험성이 그렇지 않은 아이보다 10배 높다. 비만 가족은 비만 애완동물을 키우는 경향이 있는데, 이것을 보면 비만은 분명히 유전적이 아니다. 비만을 결정하는 것은 우리의 식습관이다. 이 식습관을 바꿔야 한다. 비만은 가장 예방 가능한 질병인 동시에 영구적으로 치료하기 힘든 질병이다. 비만 5년 치료율은 10% 이하로 평균 5년 생존율 30%를 웃도는 암보다 훨씬 치료하기 어렵다.

비만인 사람은 정상 체중을 지닌 사람보다 사망률이 90%나 높다. 비만인 사람은 암에 걸릴 확률도 남성의 경우 33%, 여성은 55%나 증가한다. 비만은 단지 겉보기에 좋지 않은 문제가 아니다. 조기사망을 초래한다. 과체중은 심장질환과 암 등 각종 질병을 초래하고, 그 결과 수명을 단축시킨다. 체중 문제를 가진 사람들의 3분의 2는 고혈압, 당뇨, 심장질환을 가지고 있다.

비만의 뜻

비만의 뜻은 무엇인가? 몸무게가 많이 나가는 것이 아니다. 몸에 지방이 많은 것이다.

비만 여부를 간단히 측정하는 방식은 체질량 지수를 계산해 보는 것이다. 체질량지수(BMI)란 체중(kg)을 키의 제곱 (㎡)으로 나눈 수치다.

예를 들어 지금 필자는 몸무게 62kg, 키 172cm(1.72m)인데 BMI는 62÷(1.72)²=20.95이므로 체질량지수는 20.95이다.

BMI 20 이하는 저체중, 20~25는 정상, 25~30 과체중, 30~40 비만, 40 이상은 고도비만으로 본다.

소아비만 - 우리들의 아이들이 죽어간다

전 세계적으로 과체중 인구가 10억 명 이상이고, 앞으로 10년 동안 15억 명이 더 늘어날 전망이다. 비만은 특히 어린아이들에게 심각한 문제가 되고 있다. 비만인 아이들이 급격히 늘고 있다.

우리나라에서 1970년대 만해도 비만 청소년은 2%에 불과했다. 그러나 2002년 대한소아과학회가 조사한 바에 의하면 비만 청소년이 21.7%, 여학생은 21.3%나 되는 것으로 밝혀졌다. 5명 중 1명이 비만인 셈이다. 지난 30년 사이에 10배나 증가한 것이다.

소아비만은 성인병의 원인이 된다. 당뇨, 고혈압, 고지혈증, 뇌졸중, 심장병, 동맥경화 등 중년 이후 생기던 병이 어린이에게서 발병되는 비율이 높아지고 있다.

요즘은 성인병을 대사성증후군 혹은 식원(食原)병이라고도 부르는데 우리가 매일 먹는 음식이 원인이 되어 생기는 병이기 때문이다. 성인비만의 주범은 음주와 육류 섭취 등이 원인이지만, 소아비만은 다름 아닌 매일 먹는 패스트푸드와 같은 정크푸드(쓰레기 음식)가 그 원인이다. 육류와 유제품의 과잉 섭취, 패스트푸드, 인스턴트식품이 소아비만의 주원인이다. 즉 소아비만도 나쁜 음식을 많이 먹기 때문에 생긴다.

비만인 어린이는 정상 몸무게인 어린이들보다 우울해 한다. 캘리포니아 대학의 한 연구는 비만인 어린이와 정상 몸무게인 어린이의 삶을 비교했는데, 그 결과 비만인 어린이는 정상 어린이에 비해 자신의 삶이 나쁘다고 생각할 가능성이 6배나 높다는 결과가 나왔다. 비만으로 인한 신체적인 피해도 크지만 정신적인 피해가 더 크다.

아침식사로 과일을 먹으면 큰돈을 들이지 않고 몸이 건강해질 뿐 아니라 날씬해지며 정신도 맑아지며 두뇌가 좋아진다. '아침 과일 다이어트'는 소아비만을 예방하고 치료하는 좋은 방법이다.

쓰레기 음식을 먹으면 쓰레기가 된다

오늘날의 어린이들은 영양학적으로 빈약한 음식을 먹고 있다. 더욱이 아이들이 먹는 그런 음식은 비만이 될 확률이 아주 높을 뿐 아니라 장래에 암을 일으킬 가능성이 높다.

패스트푸드가 담배만큼이나(혹은 훨씬 더) 위험할 수 있다는 것을 상상이나 할 수 있을까? 우리 중 많은 사람이 자녀들이 담배를 피우거나 술을 마시는 것은 끔찍한 일로 생각하지만, 아이들은 매일 콜라와 트랜스지방으로 튀긴 음식을 먹는 것은 아무렇지 않게 생각한다.

정크푸드가 건강에 해롭다는 것은 알지만, 생명을 위협하는 심각한 질병을 초래할 정도라고 생각하지는 않는다. 하지만 매일 먹은 음식이 지금 우리 몸의 상태를 말해 주고 있고, 어릴 적 식생활이 미래의 건강과 조기 사망에 강력한 영향을 미친다는 것은 분명한 사실이다.

필자의 아이들도 이전의 필자를 닮아 패스트푸드와 인스턴트식품을 좋아했다. 못 먹어 안달을 하고 사달라고 졸랐다. 그리고 필자가 못 먹게 하니까 친구들에게 얻어먹었다.

그러나 필자가 좋은 음식을 먹고 아이들에게 좋은 정보를 알려주니까

지금은 과일과 야채를 자연스럽게 많이 먹는다. 당연히 몸이 날씬해졌을 뿐 아니라 한결 건강해졌다. 물론 집중력도 높아졌다. 그리고 아이들도 몸으로 느끼는 것 같다. 가끔 몸에 좋지 않은 것도 먹기는 하지만 몸에 좋은 것을 많이 먹고 즐겨 먹고 있다. 필자는 우리 아이들에게 가장 좋은 유산을 물려준 것 같다.

아이들에게도 좋은 음식을 가르쳐 주고, 먹을 수 있는 환경을 만들어 주면 아이들도 좋은 음식을 먹고 건강하고 날씬해진다. 주의력이 높아지고 공부를 잘하게 된다. 그러기 위해서는 부모 자신이 좋은 음식을 먹어야 한다. 아이들은 부모의 말보다는 행동을 배운다.

부모가 바뀌면 아이도 날씬해지고 건강해질 수 있다.

세 살 비만 여든 간다

어릴 때 비만이었던 아이가 성인이 되어서 비만이 될 확률이 70% 이상이나 된다. 소아비만이 성인비만에 비해 훨씬 더 심각한 것은 그 성격이 다르기 때문이다. 소아비만은 지방세포의 숫자가 증가해서 생긴다. 그러나 성인비만은 지방세포의 크기가 증가해서 생긴다. 한 번 생긴 지방세포는 지방흡입술로 빨아내지 않으면 절대 없어지지 않는다. 이렇게 되면 나이가 들었을 때 조금만 많이 먹어도 쉽게 살이 찐다.

부모가 뚱뚱하면 아이도 뚱뚱할 확률이 높다. 개인 차이는 있으나 양쪽 부모가 모두 비만인 경우 아이가 비만이 될 확률은 약 80%이고, 한쪽 부모만 비만인 경우는 40%이고, 부모 모두가 정상일 경우 약 9%라고 한다. 그리고 어렸을 때 찐 살은 크면서 키로 간다는 말은 사실이 아니다.

허리가 굵을수록 생명이 단축된다

뱃살이 중요한 이유는 어떤 부위의 살보다 뱃살이 가장 건강에 좋지 않기 때문이다. 버터, 크림, 우유, 아이스크림, 고기 등에 들어 있는 포화지방은 복부에 우선 저장되고, 한번 복부에 쌓이면 빼기가 힘들다.

뱃살은 뱃속 내장에 기름이 낀 것이다. 내장 속에 기름이 차곡차곡 쌓여 뱃가죽을 바깥으로 불룩하게 밀어내면서 튀어 오르는 것이 뱃살이다. 복부 둘레가 남성 90cm 이상, 여성 80cm 이상일 경우 복부 비만이라 한다. 옷의 허리 치수로는 남성 35.4인치, 여성 31.5인치 이상이면 복부 비만으로 친다. 이 기준은 키나 몸무게 등의 체격과 상관없이 일률적으로 적용된다.

뱃살은 거미형 체형, 즉 팔과 다리는 가는데 몸통은 뚱뚱한 체형을 만든다. 이들의 특징은 체중은 정상이 많다는 것이다. 그러나 배는 불룩 튀어나와 있다. '마른비만'이라고도 부른다. 마른비만이 중요한 이유는 일반비만보다 건강에 훨씬 더 해롭기 때문이다.

목이나 얼굴, 팔과 다리에 찌는 살은 그대로 피하지방일 뿐이다. 의학적으로는 백색지방이라고 부른다. 외모상으로 보기 좋지 않지만 건강에 크게 해로운 것은 아니다. 그러나 뱃살 내장에 끼는 황색지방은 혈관의 동맥경화를 초래하며 체내 호르몬 균형을 깨뜨리고 염증을 유발하는 등 각종 성인병의 뿌리가 된다.

내장 지방이야말로 고혈압, 동맥경화, 당뇨, 심장병, 뇌졸중 등 각종 성인병의 주범이다. 내장 지방은 인슐린의 기능을 떨어뜨려 성인병의 도화선 역할을 한다. 복부 비만은 일반인 대비 당뇨병에 걸릴 확률은 10배, 고혈압은 1.8배, 지방간은 9배 높이고, 콜레스테롤 수치는 2.5배 정도 높인다.

허리가 두꺼운 사람일수록 머리가 나쁘다?

최근 연구에서는 비만이 두뇌기능장애과 연관성이 있음을 보여 준다. 체중이 늘면 우울증, 불안, 주위력결핍과다행동장애(AHDH), 치매, 파킨슨병, 알츠하머병에 잘 걸린다. 과체중이 되면 우울증이나 기타 정신질환에 걸릴 위험성도 확실히 늘어난다.

지방 축적과 우울증과의 관계에서 지방이 축적된 위치가 무척 중요하다. 우리나라에서 한 연구 결과를 보면 복부 지방이 과체중 여성에게서 나타나는 우울증과 관계있다고 보고되었고, 독일에서도 같은 연구 결과가 보고되었다.

뇌 위축, 즉 뇌 세포가 쪼그라드는 현상은 BMI가 1.0 증가할 때마다 13~16% 더 자주 일어나는데 뇌 위축은 다양한 신경질환과 관련이 있다. 허리가 두꺼운 사람일수록 인지능력이 점점 떨어지고 머리가 나빠진다. 즉 배가 나올수록 머리는 나빠지고 있는 것이다.

운동과 비만

운동은 건강을 얻고 유지하는 데 필수적인 사항이다. 운동으로도 살을 뺄 수 있다. 그러나 살이 많이 찐 사람들이 지속적으로 운동하는 것은 쉽지 않다. 식습관을 바꾸지 않고 운동으로 살을 빼는 경우는 성공 확률이 매우 낮다. 왜냐하면 식습관이 나쁜 상태에서는 상당한 에너지를 소화에 쓰기 때문에 운동할 에너지가 별로 남지 않는다. 독한 마음으로 운동을 시작하지만 계란으로 바위를 치듯 며칠 만에 그만 두고 자신에 대한 신뢰만 상실하고 만다.

운동은 좋은 것이고 건강의 필수적인 것이지만 먼저 과일과 야채로 식습관을 바꾼 후 시도하는 것이 좋다. 운동할 에너지가 남아야 성공할 확률이 높아진다. 식습관을 바꾸지 않고 운동만으로 성공한 사람은 의지력이 정말 강한 사람들 외엔 드물다.

과잉 섭취한 500kcal의 열량을 운동으로 소모하기 위해서는 어른의 경우 1만보, 어린이는 1만5,000보를 걸어야 한다. 그리고 라면 한 그릇에 계란을 넣어 밥 한 공기를 먹으면 900kcal를 섭취하게 되는데 900kcal를 소모하려면 손빨래를 5시간 이상해야 한다. 계란을 넣은 라면과 밥 한 공기를 안 먹는 것과 손빨래 5시간 이상 하는 것과 어느 것이 쉬울 것 같은가?

이와같이 날씬해지려면 음식 조절이 중요하다는 것은 이것만 비교해 보아도 분명히 알 수 있다.

음식을 바꾸고 식습관을 조절해 보라. 에너지가 넘쳐 운동하고 싶어진다.

나의 운동

예전에 필자는 팔굽혀 펴기를 1개도 못했던 적이 있다. 몸을 제대로 컨
트롤하지 못하는 것에 대한 충격이 컸다. 그래서 식습관을 바꾸면서 매
일 팔굽혀 펴기를 1개씩 더해 나갔다. 1개, 2개, 3개 ··· 가끔 빼 먹는
날도 있지만 지금은 하루에 100번씩 한다.

'매일 조금씩'의 위력은 정말 크다. 100배 성장을 한 것이다. 지금은
윗몸 일으키기도 하고 있다. 돈 들여 헬스장에 가지 않아도 식습관을 바
꾸고 하루에 팔굽혀 펴기와 윗몸 일으키기를 어제보다 1개씩 더해 보면
몸에서 기적이 일어난다. 여러분도 충분히 할 수 있다.

(5) 효소가 없으면 우리는 죽는다

에드워드 하우웰 박사는 "효소란 사람이 살아가는 것을 가능케 하는 물
질인데 그것이야말로 생명의 빛이다."라고 말했다. 효소의 원리를 잘 이
해해서 우리 몸의 효소낭비를 막아 주면 아주 유익하다. 인간이 지니고
있는 '잠재효소'의 분량에는 한도가 있기 때문이다.

잠재효소의 낭비를 줄이기 위해 효소가 많은 음식을 먹어야 한다. 효소
가 많은 식품이란 과일과 야채다. 효소가 듬뿍 든 식사를 하면 소화가 잘
되고 살이 빠질 뿐 아니라 몸에서 놀라운 호전작용이 나타난다.

살아있는 음식 vs 죽은 음식

히포크라테스는 "화식(火食)은 만병의 근원이다."라고 말했다.

살아 있는 음식은 열에 의해 효소가 파괴되지 않은 음식이다. 죽은 음식이란 효소가 파괴된 음식이다. 또 첨가물이 많이 들어간 식품이다. 효소는 섭씨 54도의 열에서 완전히 파괴되기 때문이다.

매일 먹는 음식에서 살아 있는 음식의 비율이 얼마인지 따져 보라. 높지 않으면 당신은 살이 쪄있을 것이고 몸의 컨디션도 좋지 않을 것이다.

모든 것은 위장에서 출발한다

효소는 위장에서 음식물이 효율적으로 소화되는 데 없어서는 안 되는 것이다. 효소는 모든 생명체의 기본 요소다. 위에 들어 간 효소는 음식을 소화시킨다. 살아 있는 음식을 먹으면 그 안에 있는 효소가 소화과정을 촉진시켜 음식물이 위에 머무는 시간을 최소화시킨다.

그러나 익힌 음식, 즉 열에 의해 효소가 파괴된 음식물은 위에 오래 머물게 되므로 더 많은 에너지를 필요로 하며, 결국 비만과 질병의 원인이 된다. 과일을 제외한 모든 음식물이 위에서 3시간 이상 머문다. 어떤 음식을 어떤 배합으로 먹느냐에 따라 그 시간은 2배, 심지어 3배까지도 늘어난다.

누구나 한번쯤은 음식을 토해 본 경험이 있을 것이다. 식사한 지 4시간, 5시간, 심지어는 6시간 후에 거북함을 느끼고 구토를 하는 경우가 있다. 어떤 경우에는 새벽에 일어나 화장실로 뛰쳐나가 8시간 전에 먹은 음식을 토해 내기도 한다. 음식물을 위에서 소장으로 넘기지 못하고, 그 대신 억지로 몸 밖으로 내보내야 할 때는 심각한 문제가 생긴 것이다.

구토한 것의 냄새와 맛은? 나도 가끔 토해 보았지만 생각만으로도 얼굴이 찡그려진다. 우리 몸은 소화할 수 없는 부패되고 역겨운 음식은 토해 낸다. 토하는 것의 원인은 위장 바이러스가 아니고 부패된 음식이다. 부패된 음식은 아무런 도움도 줄 수 없으므로 더 이상 몸에 해가 되지 않도록 몸 밖으로 쫓겨난다.

필자는 이전에 심하게 토하고 나서 화장실 바닥에 힘없이 앉아 있었던 적이 가끔 있었다. 뱃속에 있는 모든 음식을 토해 내는 것보다 나쁜 것은 그 부패된 음식물들이 소장으로 넘어가는 경우이다. 불쌍한 소장은 그것을 처리하느라고 안간힘을 써야 한다.

살아 있는 음식, 즉 효소가 많은 음식을 먹으면 이런 일이 거의 없어진다. 죽은 음식, 즉 효소가 파괴된 음식을 많이 먹을 때 이런 일이 자주 일어난다.

이전에 필자는 화장실을 하루에도 몇 번씩 갔었다. 특히 출근시간에 급한 생리현상으로 난처한 적이 많이 있었다. 강의나 급한 회의 중에도 배에서 신호가 오는 경우가 많았다. 효소가 파괴된 가공식품을 많이 먹어서 그랬는데 그때는 몰랐다. 지금은 위장이 편해졌다. 아침에 한 번으로 해결되었다. 하루가 편안하다.

효소는 생명이고 에너지이다. 살아 있는 음식, 소화효소가 파괴되지 않은 과일이나 야채를 많이 먹으면 위장이 편안해지고 하루가 편안해진다.

효소가 파괴된 화식은 만병과 비만의 근원이다.

효소가 많은 음식을 먼저 먹어라

먼저 먹는 음식이 다음 음식을 좌우한다. 뷔페에 가서도 먼저 야채를 많이 먹고 나머지 음식을 먹으면 좋다. 많은 음식 가운데 야채와 같이 효소가 파괴되지 않고 섬유질이 많은 것을 먼저 먹어라. 과식을 막아 주고 혈당이 급격히 오르는 것을 막아 준다. 과일은 다른 음식과 함께 먹지 않도록 해야 한다.

점심식사로 위장에 부담을 주는 음식을 먹었다면 저녁에는 같은 내용을 반복하지 마라. 저녁식사 때는 소화에 지나치게 부담을 주는 음식을 먹지 않도록 하는 것이 좋다.

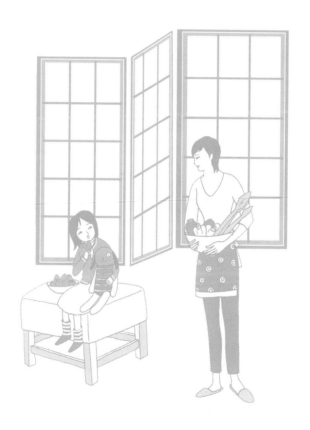

궁금한 것 물어보기

이번 장에서는 사람들이 가장 궁금해 하는 것을 모아 보았다.

Q1. 과일 당은 많이 먹으면 비만과 당뇨의 원인이 되지 않을까?

과일의 과당은 설탕과 다른 물질이다. 과일로는 비만해지지 않으며 당뇨병도 걸리지 않는다. 천연과당은 인슐린이 필요치 않다. 과당은 소화기관에서 규제된 속도로 분해되면서 그것이 서서히 혈액으로 스며들게 되므로 혈당치는 안정된다. 천연과당은 신선한 당대사에 필요한 모든 성분을 지니고 있으며, 우리의 몸은 생화학적 에너지의 절약이 가능하다. 이렇게 절약된 에너지는 생체의 정화기능이나 면역기능을 높여 주는 일에 충당된다. 신선한 과일과 야채를 많이 먹는 사람들이 몸매가 날씬하고 병이 없는 이유가 바로 여기에 있다.

한편 설탕은 사탕수수에서 90%의 성분을 버리고 만든 대표적인 정제당으로서 우리 몸을 여러모로 혼란에 빠뜨린다. 설탕은 내분비계를 일시적으로 흥분시키면서 체내의 인슐린을 부자연스럽게 변동시킨다. 설탕은 과일의 과당과 달리 '엠프티 칼로리(empty calorie, 빈 칼로리)'로 불리는데, 설탕은 장벽에서 급격히 흡수되어 순식간에 혈당치를 올린다. 그 때문에 대량의 인슐린이 분비되면서 혈당치를 비정상적으로 낮춘다. 이로 인해 공복감 및 에너지 저하를 느낀다. 다시 단것을 찾게 되면서 이번에는 혈당치가 급격히 올라가는 악순환이 발생한다.

설탕과 같은 정제당을 많이 먹으면 혈당의 고하가 생기면서 췌장은 피로를 느끼고 인슐린 분비를 충분히 하지 못하게 된다. 이렇게 되면 당이 세포 내에 흡수된 후에도 그것이 당장 소비되지 않으므로 지방으로 저장되어 배, 허리, 목덜미, 엉덩이, 팔, 넓적다리 등의 군살로 간다.

풍부한 섬유소가 체중 감량을 촉진한다

과일에는 섬유소가 풍부하다. 섬유소는 우리 몸을 날씬하고 건강하게 하는 데 필수적인 영양소다. 하지만 불행히도 현대인의 식단에는 섬유소가 너무 부족하다. 날씬한 몸을 갖고 유지하려면 매일 30~45g의 식이섬유가 필요한데, 가공식품을 즐겨 먹으며 과일과 야채를 먹지 않는 사람들은 매일 겨우 2g 정도를 섭취한다. 이는 비만을 유발하는 원인이 될 뿐 아니라 여러 가지 건강 문제(치질, 변비, 하지정맥류, 당뇨 등)를 일으키고 암의 주요 원인이 된다. 섬유소만 충분히 섭취한다면 매일 겪는 변비의 고통은 사라진다.

과일이나 야채를 먹으면 그 속의 섬유소가 대장의 청소원이 되어 노폐물을 쓸어 낸다. 음식을 가열해서 먹으면 장내 청소력이 없어질 뿐 아니라 오히려 끈적이는 찌꺼기를 장벽에 남기게 되어 몸에 에너지를 많이 소비하게 한다.

건강에 좋고 영양이 풍부한 음식은 섬유소가 많은 반면, 질병을 유발하는 식품들은 일반적으로 섬유소가 부족하다. 고기와 유제품에는 섬유소가 들어 있지 않으며, 정제 곡물로 만든 식품은 본래 가지고 있던 섬유소가 제거된 상태다.

건강하고 날씬하게 살고자 한다면 섬유소가 부족한 식품을 최소한으로 줄여야만 한다. 살을 빼고 건강한 삶을 바란다면 섬유소가 많은 식품을 충분히 섭취해야 한다. 섬유소는 우리가 얼마나 오래 그리고 얼마나 잘 살 것인가를 결정해 준다.

절대 과일은 살이 찌지 않는다. 과일을 매일 듬뿍 먹어라.

Q2. 육식과 채식, 어떤 것이 힘이 세질까?

우리는 육식을 먹어야 힘이 세진다고 생각하고 있다. 과연 그럴까?

예일 대학교 출신의 저명한 경제학자 겸 통계학자인 어빙 피셔가 예일 대학교의 운동선수 37명을 대상으로 실험했다. 거의 1년간 15명에게는 육식을 하도록 하고 22명에게는 채식을 하도록 했다. 어느 집단이 체력이 강해졌을까? 결과는 채식 집단이었다.

그리고 그는 다음과 같이 말했다.

"고기를 먹는 것이 체력에 필수적이라는 통념은 잘못되었다. 고기를 먹으면 힘이 세진다는 생각은 '알코올을 마시면 힘이 세진다'는 생각과 똑같다."

우리나라에서도 SBS에서 방송되어 센세이션을 일으킨 프로그램 '잘 먹고 잘 사는 법'에 보면 야구선구 심성보 선수에게 육식과 채식을 하게 하고 여러 가지 테스트를 한 결과 채식을 했을 때 더 체력이 좋은 것으로 나타났다.

고기를 먹었을 때 힘이 난다고 착각하는 것은 위에서 소화가 지체되어 더부룩한 포만감이 생겨서 오는 느낌 때문이다. 그러나 여러 시간 소화시키려고 몸의 에너지가 많이 소모된다.

우리는 힘을 내기 위해서는 육식을 해야 한다고 잘못 생각하고 있지만 채식주의자이면서 세계챔피언인 사람들은 많다. 그 예를 보면 리즐리 아벨(가라데 선수권대회 8회 우승자), 스리야 보날리(올림픽 피겨스케이팅 챔피언), 안드레나스 칼링(스웨덴 보디빌딩 챔피언, 올림픽 스키점프 금메달리스트), 크리스 캠벨(올림픽 레슬링 챔피언), 니키 콜(북극을 탐험한 최초의 여성), 잉그라 마네키(원반던지기 세계 챔피언) 등 수없이 많다.

우리는 근육을 만들거나 힘이 세지려고 꼭 고기와 우유와 유제품을 먹을 필요가 없다. 오히려 과일과 야채, 정제하지 않은 곡물(현미, 잡곡, 통밀), 견과류, 오메가-3를 먹어야 한다.

필자는 요즘 거의 고기를 먹지 않는데 예전보다 오히려 힘과 지구력이 많이 세졌다. 육식은 우리 몸의 에너지를 많이 소모시킨다. 과일과 야채는 우리 몸에게 에너지를 절약시켜 준다. 에너지 효율이 높다. 거짓말 같은 사실이지만 과일과 야채는 육체의 힘과 두뇌의 힘을 모두 높여 준다. 단지 우리가 잘못 알고 있을 뿐이다.

Q3. 과일과 야채를 많이 먹으면 영양이 부족하지 않을까?

우리는 어릴 때부터 단백질은 모든 영양소 중 가장 으뜸 영양소로 힘, 건강 그리고 활력을 주는 것으로 배웠다. 고기와 우유는 대표적인 단백질 식품이다. 물론 우리 몸에는 단백질이 필요하다. 단백질을 섭취하지 않으면 건강해질 수 없다. 그러나 과도한 단백질 섭취로 인해 병이 생기는데 대표적인 질병으로는 골다공증과 신장질환이 꼽힌다.

단백질 신화를 버려라

인체에 필요한 단백질의 양은 일반적으로 생각하는 것보다 훨씬 소량이다. 외부로부터 공급양이 적어도 되는 것은 우리 몸에서 단백질의 70%를 스스로 재생하기 때문이다. 과일, 야채, 알곡, 콩류 등에는 모두 단백질이 있으므로 과일과 야채를 주식으로 했다 해도 단백질 결핍이 되는 일은 결코 없다. 100kcal 단위로 볼 때 브로콜리 속에는 비프스테이크의 2.2배나 되는 단백질이 있다.

과일은 모유 이상의 단백질원이다

인간 모유에 포함된 단백질은 총칼로리의 5%를 차지한다. WHO에 따르면 인간에게 필요한 최소한의 단백질 필요량은 전체 칼로리의 5%에 해당한다.

과일과 야채에는 단백질을 구성하고 있는 아미노산이 풍부하다. 바나나 속의 단백질은 유아의 이상적인 음식인 모유와 같은 분량이다.(칼로리의 5%), 오렌지에는 7.8%, 딸기에는 10.2%가 포함되어 있다. 과일, 야채, 정제하지 않은 곡물, 콩 또는 땅콩과 같은 가공되지 않은 식품만으로도 단백질이 풍부한 식사를 할 수 있다. 단백질을 섭취하기 위해 꼭 고기를 먹지 않아도 된다.

많은 사람들이 동물성 단백질에만 모든 필수아미노산이 들어 있으며 식물성 단백질은 불완전하다고 믿는다. 그것은 오해다. 코뿔소, 하마, 고릴라, 기린, 코끼리들이 풀만 먹는데도 어떻게 그렇게 몸집이 클 수 있겠는가. 모든 아미노산은 처음에는 식물에서 나온다. 녹색 풀이 호랑이를 만든다.

빨리 크면 빨리 죽을 수 있다

태어나자마자 몸집이 2배가 되는데 30일 정도 걸리는 소는 25년 정도 산다. 그 기간이 더 빠른 양이나 염소, 개나 고양이는 수명이 더 짧다. 인간도 마찬가지다. 유아기에 빠르게 성장하는 것이 좋은 것만은 아니다.

고기와 우유가 우리를 튼튼하게 만들고 힘을 준다는 환상에서 벗어나라. 키가 크고 덩치가 큰 것이 좋은 것만은 아니다. 빨리 크면 노화가 빨리 오고 빨리 죽을 수 있다.

패스트푸드를 많이 먹으면 빨리 죽을 수 있다. 건강하게 오래 살려면 슬로푸드를 많이 먹어야 한다. 과일, 야채, 견과류, 정제하지 않은 곡물(현미, 잡곡, 통밀), 오메가-3를 먹으면 우리 몸에 필요한 탄수화물, 단백질, 지방, 미네랄, 비타민, 수분, 효소, 파이토케미컬 등을 완벽하게 섭취하게 되어 몸이 날씬해질 뿐 아니라 건강해진다. 영양부족은 절대 생기지 않는다.

Q4. 과일이 좋다는 것을 배운 적이 없는데?

잘못된 영양 정보에 속지 마라. 잘못된 정보는 잊어라.

과일에 대해 연구가 활발하게 진행된 것은 20년 전이고 대중에게 알려지기 시작한 것은 최근이다. 그리고 식품에 대한 연구에서는 과학이 아닌 경제논리가 많은 것을 주도한다. 이 세상을 움직이는 힘은 사람들이 무엇을 먹든 문제가 되지 않는다고 확신시키기 위해 노력했다. 그래서 우리는 어려서부터 지금까지 음식에 대해 "골고루 먹어야 한다."라고 수없이 들어 왔다.

수십 년 간 잘못된 영양 패러다임을 이용해서 사람들에게 잘못된 인식을 심어 왔다. 광고뿐만 아니라 교실에서도 동물성 단백질과 우유와 유제품이 건강에 필수적이라고 가르쳐서 우리는 이것에 대한 굳은 믿음을 가지고 있다. 이것은 사람들이 믿도록 천문학적인 돈을 쏟아 부었기 때문이다. 거대한 경제적 파워 때문에 많은 사람들이 수십 년 간 영양학 분야와 상충되는 식사를 권고해 왔다.

식품산업은 주요 대학과 연구소에 수행하는 영양학 연구를 재정적으로 지원한다. 그리하여 한쪽으로 치우치게 한다. 예를 들면 지난 50년간 하버드 대학에서 수행해온 영양학 연구의 재정지원자들은 우유회사, 육류회사 그리고 설탕회사다. 미국 임상영양협회에서 발행하는 <미국임상저널>이라는 잡지 안쪽에는 코카콜라, 네비스코, 뉴트라스위트 그리고 다양한 식품 및 제약회사들의 광고가 실려 있다. 과연 공정한 연구가 진행되었을까?

요즘 건강에 관련된 잡지를 많이 보는 편이다. 그런데 유심히 보면 왼쪽 페이지에는 음식에 대한 특집기사가 나오고 오른쪽 페이지에는 그 음식 신제품 광고가 나오는 경우가 많다. 과연 공정한 시각으로 기사가 쓰여졌을까?

영양에 대한 수많은 정보는 사람들을 오도하고 있다. 그리고 정직한 영양 정보가 많은 사람들에게 전달되지 못하고 있다. 그래서 많은 사람들이 육류, 우유, 유제품과 가공식품 위주의 식사를 하고 있다.

그래도 다행인 것은 최근에는 올바른 정보를 알리려는 의사, 학자, 연구, 책, 정보가 비교적 많아진 것 같다. 우리는 쉽지 않지만 잘 알아야 하고 잘 선택해야 한다. 우리의 몸과 건강은 제일 소중한 것이기 때문이다.

매끼 무엇을 먹는가의 선택이 우리의 건강을 좌우한다. 이 책의 내용과 부록에 나오는 추천도서를 유심히 읽어 보면 좋은 길을 찾을 수 있을 것이다. 이 세상은 선택의 연속이다. 그 결과가 여러분의 건강과 삶이다.

Q5. 과일과 야채를 먹으면 머리가 좋아지는가?
과일과 야채는 아이들에게도 좋은가?

피타고라스, 소크라테스, 플라톤, 아리스토텔레스, 레오나르도 다 빈치, 아이작 뉴턴, 볼테르, 조지 버나드 쇼, 벤저민 프랭클린, 토머스 에디슨, 알버트 슈바이처, 마하트마 간디. 이들의 공통점은 무엇일까?

모두 채식주의자였다. 과일과 야채를 많이 먹으면 머리가 좋아진다. 아인슈타인은 "채식주의 식단으로의 진보만큼 인간의 건강과 지구의 생존 가능성을 높이는 일은 다시는 없을 것이다."라고 말했다.

어른에게 좋은 식사는 아이에게도 좋다. 아이라고 해서 특별히 다른 음식이 필요한 것은 아니다. 빠르게 성장하고 뇌가 발달하는 시기에도 알맞게 짜인 과일, 야채 위주의 식사로 충분한 영양을 공급할 수 있다. 동물성 식품과 유제품이 아이들을 성인병과 조기 사망으로 몰고 간다.

많은 연구를 통해 아이들이 인스턴트 식품을 과일과 야채로 바꾸었을 때 주의력결핍과잉행동장애(AHDH)가 완화되고 학업 성적이 오른다는 것을 알려준다. '아침 과일 다이어트'는 아이들의 성격을 고쳐 주고 성적을 올려 주는 가장 확실한 길이다. 부모가 먼저 모범을 보이며 아이들에게 과일과 야채를 주고 견과류와 오메가-3를 먹여라. 우리 가정에도 놀라운 결과를 체험하고 있다.

얼마 전 방영된 MBC 스페셜의 '두뇌음식'편에서도 여러 사례가 나온다. 이 다큐멘터리를 보면 영국에서 많은 아이들이 식단을 바꾸었을 때 문제아에서 모범생으로 바뀌었다. 어떤 고등학생은 꼴찌에서 한 학기 만에 1등으로 성적이 올라가고 나중에 회계사가 되었다. 이 학생과 어머니는 인터뷰에서 음식을 바꾸지 않았으면 문제아가 되었을 것이라고 말했다.

아이들도 아침을 물과 과일만 먹으면 소아비만을 예방할 뿐 아니라 머리도 좋아진다. '두뇌음식'에 관심이 많은 분은 조앨 펄먼이 쓴 《아이를 변화시키는 두뇌음식》을 꼭 읽어보라.

인체는 알칼리를 갈망한다

과일과 야채는 알칼리 식품이다. 대부분의 식품은 산성으로 우리 몸을 산성화시킨다. 우리 몸은 pH 7.35~7.4의 약알칼리성으로 유지되고 있다. 이 영역을 벗어나면 생체의 정상기능이 어려워져서 결국 죽는다. 인체가 조금이라도 산성이 되면 피로감, 스태미나 저하, 팽만감, 체중 증가, 각종 알레르기 등 여러 가지 증상이 생긴다. 이러한 상태가 지속되면 위궤양, 고혈압, 심장병, 당뇨병, 암과 같은 병이 생기게 된다.

생체를 약알칼리로 유지하기 위해서는 과일, 콩류, 각종 잡곡, 해조류 등의 알칼리 형성 식품을 먹는 것이 좋다. 동물성 식품이나 백미, 빵, 면류, 커피 등은 몸을 산성화시킨다.

인체가 약알칼리로 유지되면 정상 체중, 매끄러운 살결, 에너지 넘침, 건강, 장수 등 좋은 결과가 생긴다. 과일은 대표적인 알칼리 식품이며 또한 두뇌음식이다.

Q6. 과일과 야채의 잔류농약은 위험하지 않은가?

식물성 식품보다 동물성 식품이 훨씬 더 많은 농약과 호르몬을 함유하고 있다. 세계적으로 유명한 환경학자인 J. 로빈즈 박사 역시 유해한 잔류농약의 95~99%는 고기, 생선, 유제품, 달걀 등에서 인체로 들어온다고 보고했다. 미국환경보호국(EPA) 간행의 <농약감시저널>이라든지 미국식품의약국(FDA)의 연구를 보면 우리 체내의 주요 잔류농약원이 동물성 식품임을 보여 준다.

과일과 야채는 인체의 청소부 역할을 하는 섬유소가 풍부해 설혹 잔류농약이 같이 들어 있어도 흡착하여 배출시킨다. 그러나 육류와 유제품에는 섬유소가 없다. 농약이 무서워 과일과 야채를 먹지 않는 것보단 과일과 야채를 먹어서 얻는 이득이 몇 배 더 많다.

Q.7 굶거나 적게 먹는데 살이 찌는 이유는?

무조건 굶거나 적게 먹는 것은 살빼기에 100% 실패한다. 왜냐하면 적게 먹으면 비타민과 미네랄을 적게 섭취하기 때문이다.

살이 찌는 것은 비타민과 미네랄 부속 때문이다

살이 빠지는 것은 몸의 지방이 소모되어야 한다. 우리 몸 세포의 미토콘드리아에서 에너지 대사가 일어나는데 지방을 소모시키는 효소의 주요성분은 비타민과 미네랄로 이루어져 있다. 미토콘드리아에서 3대 영

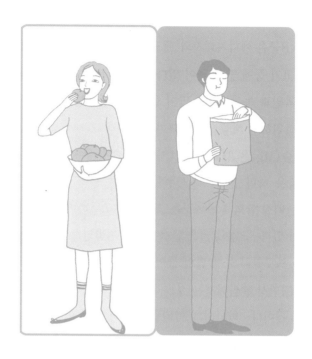

양소(지방, 단백질, 탄수화물)를 분해하여 에너지로 바꾸는 반응이 일어
나는데 비타민과 미네랄이 부족하면 이 반응이 일어나지 않는다. 그러면
지방, 단백질, 탄수화물은 우리 몸에 저장되어 살이 찌게 된다. 즉 비타
민, 미네랄이 부족하면 살이 찌게 되는 것이다.

우리 몸에 필요한 비타민은 비타민 A, B, C, D…등 13가지이며,
미네랄은 Ca, Mg, K, Fe…등 24가지이다. 특히 비만과 관련이 깊
은 비타민은 비타민 B, C 이며 미네랄은 마그네슘(Mg), 아연(Zn), 크

롬(Cr) 등이다.

비타민 B군은 에너지대사와 세포의 생성과 성장에 관여하는데 현미와 콩, 돼지고기 등에 많이 들어 있다. 비타민 C는 신진대사와 항상화작용을 하며 과일과 녹색채소에 많이 들어 있다. 특별히 키토산과 비타민 C를 함께 섭취하면 체중 감량효과가 커진다.

마그네슘(Mg)은 3대 영양소(지방, 단백질, 탄수화물)의 대사에 핵심적인 역할을 하며 통곡, 녹색야채, 견과류 등에 많이 들어 있다. 아연(Zn)은 단백질 합성에 관여하는 호르몬을 조절하며 굴, 조개, 마늘 등에 많이 들어 있다. 크롬(Cr)은 근육생성과 지방연소에 관여하는데 통곡과 버섯류와 브로콜리 등에 많이 들어 있다.

건강해지면서 날씬해지는 길은 음식을 통해 비타민과 미네랄을 꾸준히 섭취하는 것이다. 비타민과 미네랄이 많이 들어 있는 음식은 색깔이 진한 과일과 야채다. 적게 먹는 것이 아니라 비타민과 미네랄을 음식을 통해 많이 섭취하는 것이 건강에 무리를 주지 않으며 요요가 없는 건강다이어트의 핵심이다. 잘 먹고 살을 뺄 수 있다.

굶거나 적게 먹는데도 살이 찐다고 불평하는 사람은 이점을 꼭 알기 바란다.

Q8. '골고루 먹거나, 아무거나 잘 먹는 것'이 좋다?

건강을 지키기 위해서는 균형 잡힌 식사를 해야 한다고 우리는 알고 있다. 그러나 이것은 소화기관에 혼란을 주면서 비만을 일으키고 질병을 야기하는 길이다. 의학박사인 J. 맥도갈은 "심장병, 뇌졸중, 당뇨병, 관절염, 골다공증을 비롯한 거의 대부분의 난치병의 원흉은 균형 잡힌 식사라고 생각된다."고 말했다.

'균형 잡힌 식사'가 비만과 질병의 원인이다

골고루 먹는다는 것은 결국 과식의 원인이 될 뿐 아니라 그렇게 해서는 결코 건강해질 수 없다. 영양사들은 밥, 고기, 생선, 달걀, 야채, 감자 등을 골고루 먹어야 건강하다고 가르친다. 그러나 단백질, 탄수화물, 야채 등 영양 성분이 다른 음식을 골고루 먹으면 일단 시각이나 후각, 미각을 지나치게 자극하여 과식하게 된다.

단백질과 탄수화물을 섞어 먹으면 소화하는 데 상당한 시간과 에너지가 필요하게 된다. 의심스러우면 한번 단백질인 고기와 탄수화물인 감자를 함께 먹어 보고 소화가 잘되는지 살펴보라.

소화작용은 마라톤에 버금가는 중노동이다. '골고루 먹어라!'처럼 애매하고 무책임한 말은 없다. 골고루 먹기보다는 좋은 음식을 편식해야 한다. 그래야 건강하고 날씬하게 살 수 있다.

좋은 음식을 편식하는 것이 건강과 날씬함에 이르는 열쇠다.

Q9. 과식은 건강과 비만에 얼마나 나쁜가?

"배불리 먹으면 몸에 나쁘다."라는 말을 우리는 많이 들어왔지만 그 말을 잘 지키며 살지 않는다. "먹는 게 남는 거다." "먹고 죽은 귀신은 때깔도 좋다."라면서 우리는 죽을 때 죽더라도 일단 많이 먹고 보자는 태도가 일반적이다. 그리고 남이 먹을 때 먹지 않는 사람을 예의가 없거나 정이 없는 사람으로 생각하기도 한다. 그래서 우리는 다른 사람들이 권하기 때문에, 눈치 때문에 이래저래 많이 먹는다.

약 3,800년 전에 세워진 이집트 피라미드에는 "사람은 먹은 것의 1/4로 너끈히 살아 갈 수 있다. 나머지 3/4은 의사를 위한 것이다."라고 적혀 있다. 세계적인 대문호 셰익스피어는 "과식하도록 내버려 두어라, 무덤이 그를 향해 세 배나 큰 입을 벌릴 것이다."라고 말했다. 많이 먹는 것이 몸에 좋지 않다는 것을 가르쳐 주고 있다.

공복에 혈당이 내려갔을 때 혈당을 상승시키려고 하는 호르몬에는 아드레날린, 노르아드레날린, 코르티솔, 글루카곤, 티록신 등 10가지 이상 존재한다. 반대로 혈당이 상승했을 때 수치를 내릴 수 있는 호르몬은 인슐린 단 하나뿐이다. 이 사실만으로도 우리 몸이 배가 부를 때 대처하는 요령을 모른다는 것을 알 수 있다.

배가 부른 생활을 하면 고혈당(당뇨병), 고지혈증(동맥경화), 고요산혈증(통풍), 고염분혈증(고혈압), 고체중 등 '고'자가 붙는 병으로 고생하게 된다. 이 같은 질병은 과식으로 발생하는 것이 분명하다.

혈액을 오염시키며 면역력을 떨어뜨리는 '과식'

과식하는 것은 소화, 흡수, 배설 등의 소화활동을 담당하는 위와 장, 간이나 췌장 등의 소화기에 중노동을 시킨다. 그래서 여러 가지 병이 발생하게 된다.

과식을 하면 면역력이 떨어진다. 배가 부르도록 음식을 먹으면 음식물이 위장에서 소화, 흡수되면서 혈액 속에는 단백질과 지방, 당, 비타민, 미네랄 등의 영양소가 가득해진다. 그러면 혈액에서 헤엄치고 있는 백혈구도 그러한 영양분을 먹고 배가 부르게 된다. 백혈구가 배가 부를 때는 병원균이나 암세포 등 이물질을 먹으려 하지 않아 백혈구의 힘(면역력)이 떨어진 상태가 된다.

어떠한 동물이든지 섭취 칼로리를 30% 줄인다면 수명이 50% 연장되고 심장, 신장, 관절 질병 등이 격감된다는 연구 결과가 있다. 많이 먹을수록 다량의 칼로리를 연소하게 되어 그 대사의 부산물인 활성산소를 대량 생산케 함으로써 세포의 노화를 촉진하고 암세포가 생기게 만든다.

또한 소화에 막대한 에너지가 들어감으로써 독소 제거와 면역체계에 들어갈 에너지가 격감하게 된다. 인체에서 가장 많은 에너지를 써야 할 부분은 체내에 쌓인 유독 노폐물의 제거다. 이것을 위해서는 적게 먹는 것과 될 수 있는 한 소화가 빨리 되는 음식을 먹는 것이 중요하다.

80% 정도 배가 찼다고 느껴지면 그만 먹는 것이 좋다. 과식하면 살이 찔 뿐 아니라 면역력도 현저히 떨어진다.

적게 먹으면 노화가 지연된다

'바이오스피어 2(Biosphere 2)'라는 특이한 실험이 로이 월포드 박사에 의해 1990년 초반 미국 남서부 사막에 설치한 거대한 밀폐 온실에서 2년간 시행되었다. 온실 안에서는 식량을 충분히 생산할 수 없어서 필요한 양의 75%만 주었다. 그런데 놀랍게도 온실 안의 모든 사람들이 기분이 나아졌고 지방 함량과 혈압도 더 낮아졌다. 다른 혈관계나 면역계도 더 좋아졌다.

이렇듯이 섭취 칼로리를 줄이면 노화 관련 질병이 줄어든다. 단 필수 영양소를 충분히 보충해 줄 때만 그렇다. 단순히 적게 먹는 것은 다이어트에서 실패하는 요인 중에 하나다.

과일과 야채를 즐겨 먹으면 섭취 칼로리는 줄고 필수 영양소는 충분히 섭취하게 된다. 당연히 노화는 지연되고 우리 몸은 젊어진다.

Q10. 과일은 암과 기타 질병 예방에도 좋은가?

암예방, 특히 췌장암에 좋다

췌장은 인체 내에서 뛰어난 '효소저장고'다.

과일과 야채를 일절 먹지 않고 가열음식만 먹는다면 가장 먼저 피해를 입는 장기는 췌장이다. 췌장에서는 아밀라아제 등의 당 분해효소와 리파아제 등의 지방 분해효소, 트립시노겐 등의 단백질 분해효소가 항상 분비되면서 우리가 먹는 음식을 소화시킨다. 그런데 가열한 음식만을 먹는다면 이러한 췌장효소가 24시간 소비됨으로써 고갈되어 끝내는 췌장이 부어오르면서 비대해져 암으로 변한다.

췌장암뿐만 아니라 모든 암 예방에 과일과 야채는 좋다.

  # 과일을 많이 먹으면 예방할 수 있는 암
   (동물성 식품의 섭취 증가와 관련 있는 암)
   방광암, 뇌암, 유방암, 대장암, 자궁내막암, 소장암, 신장암, 백혈병(혈액암), 폐암, 림프종(임파선암), 인두암, 난소암, 췌장암, 전립선암, 피부암, 위암 등

음식이 암환자의 생존율을 높일까?

과학적 데이터에 따르면 식사가 암 환자에게 영향을 준다고 한다. 많은 연구에서 식사에 있는 포화지방산이 암을 급속하게 퍼지게 한다는 것을 발견했다. 암에 걸린 여성들의 사망위험성은 한 달에 1kg의 지방을 섭취할 때마다 40%씩 증가했다.

인간에게 너무 많은 동물성 식품은 독이 된다. 우리 몸은 가공하지 않은 식물에서 나온 천연물질을 원한다. 그것은 주로 다양한 과일과 야채에 들어 있는(그 중 많은 것은 아직 발견되지 않았지만) 물질대사의 정상적인 기능을 도와주는 물질인 파이토케미컬이 부족할 때 발병한다.

예를 들면 토마토는 1만 개 이상의 파이토케미컬을 가지고 있다. 과일

과 야채에 함유된 이러한 영양소들은 서로 미묘한 상호작용을 하는데 영양소들을 인위적으로 추출하는 것은 불가능한 일이다. 다양한 식물성 식품으로부터 나온 파이토케미컬은 자연식품 그대로 함께 섭취할 때 발암물질을 해독하고 암에 대항하는 예방효과가 더욱더 강력해진다.

과일은 암은 물론 기관지 천식에 좋다

일반적으로 천식은 기관과 폐의 병이라고 보고 있다. 현상만 보아서는 그렇지만 사실은 장을 오염시키는 근원이다.

천식이나 아토피, 비염, 알레르기 질병은 설탕이나 고단백식으로 인한 장 질병이다. 단백질은 미분해 상태로 흡수되면 면역계로부터 이물질로 인식되어 식세포의 공격을 받아 항원항체 반응이 일어나고 그 결과 알레르기 반응이 나타나게 된다.

아토피성 피부염과 알레르기의 주된 원인은 대부분 잘못된 음식이다. 장의 면역기능을 높이면 이런 질병들이 낫거나 예방된다. 당뇨병 역시 효소 부족과 장내 부패로 인해서 생겨나는 전형적인 질병이다. 이 경우에도 과일과 야채를 충분히 섭취해야 한다. 과일을 먹으면 비만은 물론 암, 기관지 천식에 좋다.

Q11. 물만 마시는 것으로 살이 빠지나?

아침에 일어나자마자 물부터 마셔야 한다. 미지근한 물을 씹어 먹듯 한 모금씩 천천히 마시면 변비가 개선되고 밤새도록 쌓인 노폐물을 밖으로 내보내는 데도 효과적이다.

물을 마시는 것만으로도 살이 빠진다면 믿기 힘들겠지만 사실이다. 물을 많이 마시면 교감신경이 자극되어 에너지 대사가 활발해지면서 소비 열량이 늘어나기 때문이다. 교감신경이 흥분한다는 것은 아드레날린이 분비된다는 것이다. 아드레날린은 지방조직 속에 있는 호르몬 감수성(호르몬에 영향 받기 쉬운) 리파아제를 활성화시켜 중성지방을 지방산과 글리세롤로 분해해 축적되어 있던 지방을 연소하기 쉬운 형태로 바꾼다.

연구 보고에 따르면 500cc의 물을 매일 3회씩 마셨더니 열량의 소비량이 약 50%나 늘어났다고 한다. 그리고 물을 마신 다음 약 30분 후에 열량의 연소율이 최고치에 달했다고 한다.

좋은 물을 매일 1,500cc 정도 마시는 습관은 여분의 지방을 쌓아 두게 되는 일이 많은 현대인에게는 아주 바람직한 일이다. 섭씨 20도 전후의 물이 열량의 소비량을 가장 많이 늘릴 수 있다. 체온보다 낮은 물이 좋은 이유는 체내에 들어갔을 때 체온과 같은 온도를 유지하기 위해서 상당량의 에너지가 필요하기 때문이다. 너무 찬물은 몸을 단숨에 차갑게 하므로 설사나 다른 이상의 원인이 된다.

운동 중이나 후보다는 운동 전에 물을 마시는 것이 좋다. 일반적으로 운동 시작 20~30분 전에 물컵 2잔 정도 마시는 것이 좋다.

최근에는 평균 체온이 35도인 저체온증 젊은층이 늘어나고 있는데 체온의 저하는 몸에 여러 가지 악영향을 미친다. 건강한 사람의 평균 체온 36.5도 전후로 체온이 1도 낮아지면 신진대사는 약 30~50%나 저하된다. 게다가 암세포가 가장 증식하기 쉬운 것도 35도인데, 이것은 효소의 작용이 약화되어 면역기능이 떨어지기 때문인 듯하다. 효소의 작용은 체온이 높을 때 활발해진다. 따라서 체온이 떨어지면 면역력이 떨어져 질병에 걸릴 확률이 높아지는 것이다.

과일은 수분 함량이 90%나 되며 효소와 다른 좋은 영양소가 풍부하다. 과일을 많이 먹으면 가장 좋은 물을 마시는 것이다. 일어나자마자 2~3잔의 물을 마시고 수시로 물을 마시는 것만 잘해도 살이 빠지고 건강에 유익하다.

물만 잘 먹어도 건강해지고 날씬해진다.

Q12. 살을 빼기 위해 아침을 안 먹는 것은 어떤가?

미국심장협회에서 발표한 연구 결과를 보면 매일 아침식사를 하지 않으면 아침식사를 하는 사람보다 비만이 될 확률이 50%나 높은 것으로 나왔다.

아침식사를 하지 않으면 살찔 확률이 높아진다

아침식사를 하지 않으면 혈당이 부족해 저혈당 증세가 된다. 저혈당이 되면 우리 몸은 스스로를 보호하기 위해 식욕을 증가시키는 호르몬인 코티솔이 분비된다. 코티솔은 체내대사율과 식욕조절 기능에 영향을 미쳐 음식을 찾게 만든다. 결국 폭식과 과식으로 이어지는 식습관을 만들어 결국 살찌게 할 확률이 높아진다.

아침식사는 먹지 않거나 부실하게 먹는 것이 아니라 사람에게 가장 좋은 음식인 물과 과일을 먹어야 한다. 아침식사는 굶지 말고 최고의 음식을 먹어라. 이것이 건강함과 날씬함을 여는 열쇠다.

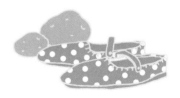

2부

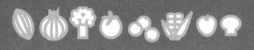

건강 · 다이어트 성공원칙

5장

건강·다이어트의 최고의 식품! 과일

태초에 과수원이 있었다. 그곳에는 보기에도 매혹적이고 먹음직 스런 모든 종류의 과일이 있었다. 창세기에 에덴이라고 부르는 그 '신비의 정원'은 위대한 문명의 창조를 언급하는 대부분의 이야기에 빠짐없이 등장한다. 과일은 인간의 상상세계에서 은밀하면서 원초적인 이미지로 떠오르거나 풍요와 번영을 상징하는 것으로 표현된다.

(1) 과일의 신비

'태초에' 음식이 있었다, 과일!

과일은 미각을 즐겁게 해주는 동시에 시각과 후각은 물론 촉각까지도 만족시켜 준다. 우리는 계절이 바뀔 때마다 여러 가지 과일들을 접하게 되는데 과일의 맛은 우리 기억 속에 강하게 각인되어 있다.

오래전부터 인류의 식생활 한편을 차지해 온 과일은 인간이 자연과 어 우러져 살아온 오랜 역사를 증명해 주는 산증인이다. 인간이 과일을 통해 얻는 즐거움은 매번 강렬하게 다가온다. 한 입 베어 물었을 때 입안 가득

퍼지는 향기로운 맛! 흘러 넘칠듯한 과육의 즙, 손에 쥐면 풍요로운 느낌 뿐 아니라 태양빛에 익어갈 때의 온기까지도 전해 온다.

과일이 시선을 끄는 이유 가운데 하나는 과일이 내는 색깔 때문이다. 과일은 초록의 잎 한가운데서 화려한 색깔을 드러내며 자신을 돋보이게 한다. 이렇듯 과일이 내뿜는 고유의 빛깔은 색채의 세계에서 확고한 위치를 차지하여 기호화되었다. 일상 언어에서 많은 과일의 이름들이 곧 특별한 색을 지칭하게 된 것도 바로 그 때문이다. 이를테면 오렌지는 1553년 이후 오렌지색이라는 의미를 갖게 되었다.

정물화가들이 과일을 즐겨 그리게 된 데에는 바로 과일의 색채가 주는 생기발랄함이 크게 작용했기 때문일 것이다. 과일에 담겨 있는 풍부한 뉘앙스는 화가들에게 영감의 원천이 되었다.

파이토케미컬 (phytochemicals)의 신비

새와 원숭이는 화려한 색의 과일을 선호한다. 과일의 색이 그 과일의 영양성분을 알리는 지표인 셈이다. 식물성 색소 성분인 파이토케미컬은 야채나 과일의 화려하고 짙은 색에 많이 들어 있다. 이 색소 성분은 자외선, 비, 바람 등의 외부자극으로부터 과일을 보호하기 위한 물질인데 우리 몸에서는 해로운 활성산소를 막아 줄 뿐 아니라 신체가 정상적인 기능을 회복하고 유지하는 데 필수적인 역할을 한다.

과일이나 야채 속에 들어 있는 것은 섬유소, 탄수화물, 비타민 C 정도라고 알고 있는 사람들이 많다. 그러나 과일과 야채에는 섬유소, 탄수화물, 비타민, 미네랄 이외에도 단백질, 필수지방산 그리고 암에 저항하고 인체 면역력을 길러 주는 식물성 화학물질인 파이토케미컬이 들어 있다.

이것에 대해서는 아직 잘 모르는 사람들이 많은데 이에 대한 연구가 시작된 지 20년밖에 되지 않았고 대중들에게 본격적으로 알려진 것이 최근이기 때문이다. 그러나 요즘은 정보의 비대칭 현상이 심해져서 아는 사람들은 알지만 모르는 사람들은 더욱 모른다. 과일과 과일 안에 들어 있는 1만여 개 이상의 파이토케미컬의 유용함을 아는 사람들은 행운아라고 할 수 있다.

과일, 다이어트, 건강?

건강과 다이어트의 성공 여부는 얼마나 적게 먹느냐가 아니라 무엇을 먹느냐에 달려 있다. 과일, 야채, 정제하지 않은 곡물은 칼로리는 낮고 각종 영양소와 섬유소가 풍부하게 들어 있다. 아무리 배부르게 먹어도 절대로 칼로리가 초과되지 않는다. 과일이 당신에게 날씬한 허리를 돌려줄 것이다.

비만은 영양 부족의 결과다. 영양이 풍부한 음식을 섭취하면 비만은 몸에서 사라진다. 영양이 높고 칼로리가 낮은 음식이 과일과 야채다. 과일과 야채는 탄수화물(과당, 포도당 등)이 풍부하지만 단백질과 지방도 적지 않다.

우리가 선택할 수 있는 과일의 종류는 믿기 어려울 정도로 다양하다.

세상에는 1,000가지가 넘는 과일이 있다.

그러나 과일이 사람에게 필요한 모든 영양소를 포함하고 있다는 것을 아는 사람들은 얼마 되지 않는다. 어떤 과일이 다른 과일보다 특별히 더 좋거나 나쁘지는 않다. 그러므로 어떤 것이든 자신이 좋아하는 과일이 있으면 그것을 먹으면 된다.

(2) 각 과일의 좋은 점

하루에 한 개씩 먹으면 의사 얼굴이 빨개진다 **사과**

아담과 이브의 '금단의 열매'가 사과라는 이야기는 유명하다. 사과는 여러 나라의 민요와 신화에 등장한다.

사과 껍질은 유방암을 예방! 사과는 폐암을 예방!

유방암 세포는 에스트로겐이라는 여성호르몬이 있어야 증식을 할 수 있는데, 이때 암세포와 에스트로겐을 연결시켜 주는 수용체가 반드시 필요하다. 여기서 퀘르세틴과 켐페롤은 암세포가 만날 수 없도록 수용체 활동을 차단함으로써 암세포의 증식을 늦춘다. 사과 껍질에는 퀘르세틴과 켐페롤이 많다. 따라서 사과를 껍질째 먹으면 유방암 예방에 좋다.

핀란드 국립보건원 연구진은 사과를 많이 먹으면 폐암 발생률을 58%까지 줄일 수 있다고 미국 역학회지에 발표했다. 사과에 풍부한 플라보노이드라는 항산화 물질이 폐암 발생을 효과적으로 감소시킨다고 한다.

우리나라 사람들에게 사과처럼 친숙한 과일도 없다. 사과에는 과당, 포도당 등의 당질과 신맛을 내는 유기산, 섬유질의 일종인 펙틴, 칼륨 등의 미네랄이 많아 장을 깨끗이 하고 위액 분비를 활발하게 해준다. 사과의 펙틴 성분은 장내 유익한 유산균의 번식을 도와 장을 튼튼하게 해주므로 설사나 변비가 개선된다. 또한 새콤한 맛을 내는 구연산이 신진대사를 원활하게 해주어 피로회복 및 숙취해소에도 좋다. 특히 피로를 풀고 마음을 차분하게 가라앉히는 데는 사과만큼 좋은 것이 없다. 사과 껍질을 실내에 두면 신경이 안정되는 아로마테라피 효과가 있다.

기억력 증진에 좋은 사과

드라마를 보면 공부하고 있는 자녀들을 위해 어머니가 과일을 내오는 장면을 많이 볼 수 있는데 이 중에서 자주 등장하는 것이 사과다. 왜 그럴까? 사과가 과일 중에서 가장 보편적인 과일인 이유도 있지만 실제로 기억력에 큰 도움이 되기 때문이다. 사과에는 인체의 필수 영양분이 함유되어 있고 기억력을 증강시키는 아연이 함유되어 있다. 사과를 먹으면 뇌를 건강하게 하고 지능을 강화하는 효과가 있다.

사과를 저녁에 먹으면 독이라는 말이 있지만 사과에서 나오는 산도는 위액의 산도보다 훨씬 낮기 때문에 이것은 별로 상관없다. 다만 어떤 음식이든 늦은 밤에 먹는 것은 안 좋다.

과일 중의 영양챔피언 **키위**

키위는 원래 중국이 원산지였으나 20세기 들어 중국으로부터 뉴질랜드에 전해졌다. 열매 형태가 뉴질랜드에 서식하는 '키위'라는 새와 닮았기 때문에 이 이름이 붙었다. 우리나라에서도 연간 국내 소비량의 절반인 8,000톤의 키위가 생산되고 있다.

지난 1997년 미국 식품영양학회는 9가지 필수 영양소를 과일에서 추출한 후 과일의 영양 함량을 조사한 바 있다. 5위가 레몬과 오렌지, 4위가 망고, 3위가 메론, 2위가 파파야 그리고 1위가 키위였다. 키위는 영양으로 보면 과일 중에서 챔피언이다.

키위를 먹으면 뱃속의 아이가 웃는다

임산부에 있어서 키위는 그 어떤 과일보다 훌륭한 과일이다. 키위에 들어 있는 엽산은 기형아 예방에 필수적인 영양소이기 때문이다. 키위는 칼로리가 낮고 영양소가 풍부할 뿐만 아니라 항산화 성분, 비타민 C가 많다. 특히 다른 과일에는 없는 비타민 E와 칼륨, 엽산을 동시에 갖고 있다. 엽산을 보통 400mg 복용하는데 단독으로 복용하면 다른 비타민과 미네랄이 부족해지기 때문에 오히려 태아에게 좋지 않을 수 있다. 그런데 키위는 비타민 E, B6, C와 각종 미네랄이 풍부하기 때문에 거의 완벽한 과일이라고 볼 수 있다.

키위는 토코페롤이라고 불리는 비타민 E가 사과의 6배이며, 섬유소가 풍부하다는 바나나보다 섬유소가 5배나 많이 들어 있다. 또한 비타민 C

도 오렌지의 2배나 들어 있다. 키위 1개만 먹어도 비타민 C의 하루 권장량을 먹는 것이다.

눈 건강에도 좋다

키위가 노년의 건강을 위해 그 효능을 보이는 것은 바로 키위의 풍부한 천연 색소 성분인 '루테인' 때문이다. 루테인은 다른 카로티노이드와는 다르게 눈에 특정한 항산화 작용을 한다. 눈 뒷부분에 위치하여 빛을 감지하는 역할을 하는 황반은 노란색 루테인으로 구성되어 있는데, 이때 루테인이 풍부한 키위를 먹으면 백내장과 같은 노인성 안질환을 예방할 수 있다.

눈 건강에 있어서 키위만한 과일이 없다.

몸속의 독을 없애 주는 배

배의 풍부한 수분은 갈증을 가라앉히고 가래와 기침을 멎게 하며 소변을 잘 나오게 한다. 이탈리아의 의과대학 교과서에는 "배를 먹으면 소변, 사과를 먹으면 대변"이라고 되어 있다.

배에는 과당, 사과산, 시트르산 등의 유기산, 비타민, 미네랄 등이 골고루 함유되어 있다. 더위를 먹었을 때 식욕증진과 피로회복의 효능이 있다. 과육이 까칠까칠한 느낌이 드는 것은 돌세포라 불리는 섬유질 덩어리 때문인데 이것은 변비에 효과가 좋다. 그래서 배를 '가을철의 황금'이라고도 부른다.

천식과 고혈압에 좋은 배

배 1kg당 폴리페놀의 일종인 루테올린(luteolin)이 2.0~4.5mg 함유되어 있는데, 이것은 다른 과일에 없는 특별한 성분이다. 이것은 기관지 점막 수축을 막아 준다. 천식이나 감기 증상을 완화시키거나 치유하는 능력이 있다.

현대인의 사망 원인 1, 2위를 다투는 것이 고혈압인데, 고혈압에서 문제가 되는 것이 짠 음식에 들어 있는 나트륨이다. 배에 풍부한 칼륨이 인체의 나트륨을 배출시킨다. 따라서 고혈압에 좋은 역할을 하고 발암가능성물질(PAHs)을 배출시킨다.

천연피로회복제 레몬

레몬은 히말라야가 원산지로 비교적 시원하고 기후 변화가 없는 곳에서 잘 자란다. 이탈리아, 에스파냐, 미국의 캘리포니아 및 오스트레일리아 등에서 많이 재배되는데, 지중해 연안에서 재배되는 것이 가장 품질이 좋다.

레몬은 비타민의 대명사라고 불릴 정도로 비타민의 함유량이 높아 피로 회복을 돕고 몸에 활력을 더해 준다. 신맛을 내는 구연산이 운동을 한후 피로를 풀어 주고 칼슘이 뼈에 흡수되는 것을 도와준다. 비타민 C는 감기 예방과 피부 미용에 커다란 효과를 발휘하며, 비타민 C의 보조 역할을 하는 비타민 P는 모세혈관을 튼튼하게 해서 고혈압과 동맥경화 예방에 도움이 된다. 레몬은 배뇨 때 요도가 아프고 소변이 뻑뻑할 때도 좋으며 체내 대사도 원활하게 해준다.

탁월한 소화촉진제 **파인애플**

파인애플은 중앙아메리카와 남아메리카 북부가 원산지다. 신대륙 발견 뒤 포르투갈 사람과 스페인 사람들이 세계 각지에 전하였다. 영어이름 Pine(소나무)과 Apple(사과)의 합성어인데 겉모습이 '솔방울'과 비슷하다고 해서 이런 이름이 붙었다.

파인애플은 당분 함유량이 10%로 많고 비타민 B_1, B_2, C도 많이 함유되어 있다. 설탕, 포도당, 과당 등 당질이 주성분이어서 단맛과 신맛이 잘 조화되어 있다. 비타민 C의 함유량이 매우 높아 피로 회복에 좋을 뿐 아니라 신맛을 내는 구연산의 작용으로 식욕을 돋우는 효과가 있다. 섬유질 또한 풍부해 변비에 좋으며 브로멜린이라는 단백질 분해효소가 장내 부패물을 분해해 준다. 브로멜린은 폐와 기관지의 담을 분해하여 쉽게 배출하도록 하는 작용이 있다. 거담제 '키모태브'는 파인애플만으로 만들어진다.

피로회복에 좋은 **포도**

포도나무의 열매인 포도는 코카서스 지방과 카스피 해 연안이 원산지로 기원전 3,000년 무렵부터 재배하여 최근엔 세계 과일 생산량의 1/3을 차지하는 생산량 1위의 과일이다.

포도의 주성분은 포도당과 과당이다. 포도당은 피로회복 효과가 있으며 뇌의 유일한 원료가 이 포도당이다. 또한 철, 칼륨, 칼슘, 마그네슘, 요오드, 붕소, 브롬 등의 미네랄, 비타민 B_1, B_2, C, E 등의 비타민도 풍부하게 함유되어 있다. 시트르산, 사과산, 주석산 등의 유기산은 위액 분비를 촉진하여 식욕 증진제로서의 역할을 한다. 또한 껍질에는 레스베라토가 많은데 활성산소를 제거해 심장병이나 각종 질병 예방에 효과가 있다. 각종 유기산이 몸속의 독소를 제거하고 혈전을 녹여 주므로 고혈압, 심장병, 동맥경화 등 성인병 예방에 좋다.

포도는 근육과 뼈를 튼튼하게 하고 이뇨작용을 하여 부종을 치료하는 데 도움이 된다. 또 생혈 및 조혈작용을 하여 빈혈에 좋고 바이러스 활동을 억제하여 충치를 예방한다.

포도는 신경세포를 만드는 신경효소의 활동과 효능을 증진하여 알츠하이머병이나 파킨슨병 등의 퇴행성 질병을 예방하는 데도 도움을 준다.

혈색을 좋게 해주는 **딸기**

딸기는 남아메리카와 칠레가 원산지인 장미과 초본이다. 딸기가 빨간색인 것은 안토시안이라는 파이토케미컬이 들어 있기 때문이다. 딸기는 철과 비타민 C를 많이 함유하고 있어서 빈혈에 효과가 있고 혈색과 안색을 좋게 한다. 과일 중 비타민 C가 가장 많아 딸기 4개만 먹으면 하루 필요량을 충족시킬 수 있다. 비타민 C는 피부에 멜라닌 색소가 침착하는 것을 막아 주므로 기미, 주근깨 예방에 좋다. 특히 담배를 많이 피우는 사람은 딸기를 먹는 것이 좋다.

딸기는 신장기능을 강화하여 소변을 원활하게 하고 피부를 윤택하게 해주며, 해열, 이뇨, 거담의 기능이 있으므로 감기와 기관지염 등의 호흡기 질환에 좋다. 그리고 간세포의 활력을 높여주는 효과도 뛰어나다. 딸기에 함유된 자일리톨은 입안을 상큼하게 해주어서 잇몸이 곪고 피날 때나 구취가 심할 때 좋다. 딸기의 씨에는 엘리직산이 많은데 항암 효과가 뛰어난 것으로 알려져 있다.

신장기능을 강화시키는 참외

참외의 원산지는 인도이며, 이집트와 유럽으로 건너가서 참외가 메론이 되었다. 주성분은 당질이며 글로빈, 구연산 등의 유기산과 베타카로틴, 비타민 B, C 등이 함유되어 있다.

참외는 여름 더위에 열기를 내려 주고, 수분이 풍부하고 칼륨이 많아 신장기능을 좋게 해준다. 신진대사를 촉진해서 기가 막혀 있는 것을 뚫어 주고 노폐물 배출을 원활하게 해주어서 대변이 잘 나오게 한다.

체액의 염도를 줄여 주는 메론

메론은 인도가 원산지인 박과식물의 과일이다. 참외와 비슷하지만 참외보다 당질 함량이 높아 단맛이 강하다. 반면 과일 중 유기산은 적은 편이어서 새콤한 맛은 없다. 오이과에 속해 칼륨 함량이 높은 편이다. 메론에 풍부한 칼륨은 불필요한 염분을 소변으로 배출시켜 혈압을 낮추고 혈전을 녹여 주는 효과가 있다. 염분을 제한해야 하는 고혈압, 심장병 환자들은 메론 같은 과일을 어떤 방법이든 많이 먹는 것이 좋다.

메론은 성질이 차고 92% 정도가 수분이기 때문에 체내에 쌓인 열을 내려 주고 갈증을 풀어 주며 이뇨작용에 좋다. 체액이 산성으로 기울기 쉬운 여름에 먹으면 피로회복에 좋다. 숙취해소 효과도 좋아 술 마신 다음 날 메론 주스를 한 잔 마시면 간 회복이 빠르다.

메론에는 비타민 A가 카로틴의 형태로 들어 있는데, 이 베타카로틴 성분이 폐암의 발생을 저하시키는 것으로 알려져 있다.

당뇨에 좋은 바나나

바나나는 인류의 가장 오래된 음식 가운데 하나이다. 학명 무사 파라디시아카(Musa paradisiaca)란 '낙원의 열매'라는 뜻이며 에덴 낙원에서 뱀이 이브를 유혹할 때 바나나 그늘에 숨어 있었다는 전설에서 온 것이다. 바나나라는 이름은 아프리카 콩고지방에서 쓰이는 이름이다.

바나나에 함유된 탄수화물은 전체의 30%가 되며, 익으면서 과당, 포도당, 단당 등이 늘어나 단맛이 더해진다. 바나나는 과일 중에 칼로리나 단백질 함량이 높은 편이다. 그래서 한 개만 먹어도 배가 부르다. 바나나의 당질은 소화 흡수가 잘되므로 어린이나 노약자에게 좋다.

비타민 A의 일종인 카로틴과 섬유질의 일종인 펙틴도 풍부한데 이 펙틴 성분이 장의 기능을 활발하게 하고 변비에 좋은 효과를 낸다.

칼륨이 대량으로 함유되어 있어 염분과 수분을 배설하고 혈압을 내리는 효과가 있다. 바나나는 암의 예방과 치료, 노화방지 및 면역증강에 많은 도움을 준다.

특별히 바나나는 당뇨병에 좋다. 바나나가 당뇨에 좋은 이유는 바나나 안에 '코로소린산'이 들어 있는데, 이 성분은 혈액 중의 포도당이 세포로 흡수되는 작용을 높여 주어 혈당수치를 감소시켜 주며, 혈당수치가 다시 상승하는 것을 막아주기 때문이다.

몸에 부기가 있을 때 좋은 **수박**

수박은 대표적인 여름 과일이다. 푹푹 찌는 무더위에 시원한 수박 몇 쪽만 먹으면 갈증이 사라지고 땀이 쏙 들어간다. 주성분은 수분이지만 비타민 A, B₁, B₂, C를 비롯해서 칼륨, 칼슘, 글루타민산 등이 풍부해 효능이 많다.

수박은 특히 이뇨작용이 탁월한데, 시투룰린이라는 특수 아미노산이 체내에서 단백질 효소로 변해 소변 배출이 원활하도록 도와준다. 신장병으로 인한 부종을 치료하는 데 효과적이고 심장병과 고혈압에 좋다. 시트루린과 아르기닌은 간에서 효소의 생성을 빠르게 하여 숙취를 풀며 간 기능을 좋게 한다.

수박은 찬 성질로 심장의 열이 올라 가슴이 화끈거리고 입이 마르고 갈증이 나며 입이 허는 것을 낫게 한다.

비타민과 미네랄의 보고 **토마토**

토마토는 서양 요리에 많이 쓰이는데 그 이유는 토마토가 알칼리성이어서 산성식품인 육류 요리와 잘 어울리기 때문이다. 그리고 토마토가 체내 수분의 양을 조절해 과식을 억제해 주고 위장, 췌장, 간장 등의 기능을 활발하게 해주기 때문이다.

토마토는 탄력 있고 고운 피부를 가꾸는 데 좋다. 토마토에는 비타민 A, B, C 등과 칼륨, 칼슘 등의 풍부한 미네랄이 함유되어 있기 때문이다. 또한 토마토에 들어 있는 식이섬유는 대장의 기능을 원활히 해주기 때문에 변비 해소에 도움이 된다. 그리고 혈중 콜레스테롤 수치를 낮추어 비만을 예방하는 효과가 높다.

성인병, 치매, 노화 예방과 항암효과가 뛰어나다

평생 먹은 토마토의 양이 나이 들었을 때 얼마나 건강한 뇌를 가질 수 있는지 결정한다.

토마토가 주목받는 이유 중 하나는 토마토 속에 다량 함유되어 있는 '리코펜'의 항암 능력이 다른 과일의 색소 성분보다 훨씬 강력하기 때문이다. 평상시 우리가 먹는 녹황색 야채와 과일에는 항암작용을 하는 카로티노이드 성분이 들어 있지만 이들은 대부분 흡연에 의해 쉽게 파괴된다. 하지만 리코펜은 다른 카로티노이드성분과는 달리 흡연 시에도 강력한 항암작용을 한다. 따라서 폐암을 예방하기 위해서는 금연이 가장 중요하지만, 금연할 수 없다면 토마토를 먹는 것도 폐암 예방에 어느 정도 도움이 될 수 있다.

토마토를 자주 먹으면 전립선암 위험을 줄일 수 있다. 이 역시 토마토의 리코펜 성분 때문이다. 토마토 소스와 같이 가공한 토마토 식품을 섭취할 경우 리코펜 흡수율이 좋아져 전립선암 위험을 더욱 낮출 수 있는 것으로 나타났다. 특히 토마토를 올리브유 등과 함께 가열해서 요리하면 리코펜이 우리 몸 안에서 흡수가 훨씬 잘된다. 리코펜은 수용성이 아니라 기름에 잘 녹는 지용성이기 때문이다.

토마토에는 우리나라 식단에서 부족하기 쉬운 비타민 A가 풍부하다. 비타민 A는 항암 효과와 산화억제 효과를 지니고 있는 것으로 알려져 있다. 토마토를 많이 먹는 지역에서 각종 암과 심장질환 등 만성 퇴행성 질환의 발생률이 낮은 것으로 나타난다.

토마토의 루틴 성분은 모세혈관을 튼튼하게 하고 혈압을 내리는 작용을 하므로 고혈압이나 동맥경화 환자에게 특히 좋다.

멜라닌 생성을 억제시키는 귤

'달다'는 뜻으로 '감귤'이라고 하는 귤은 비타민의 보고라고 할 만큼 비타민 C가 풍부하며 각종 유기산과 섬유질도 많이 들어 있다.

풍부한 비타민 C가 신진대사를 원활하게 해주고 체온이 내려가는 것을 막아 주고 피부와 점막을 튼튼하게 해 겨울철 감기 예방에 좋다. 피부

미용 효과 또한 탁월해 기미나 주근깨 등의 원인인 멜라닌 색소의 생성을 억제하고 피부를 매끄럽게 탄력 있게 가꿔 준다.

최근 귤의 오렌지색을 만들어 내는 베타크립토산틴에 강력한 발암 억제 효과가 있는 것이 알려졌다. 비타민 P도 많이 함유되어 있어 비타민 C와 함께 협력하여 혈관 노화와 출혈을 예방하는 작용을 한다.

혈액을 맑게 하는 비타민 생주스 **오렌지**

오렌지는 중국이 원산지인 귤과식물이다. 현재 오렌지 산지로는 미국의 캘리포니아가 세계적으로 유명하다. 우리나라에는 제주도에서 주로 재배되는 한라봉이 있다. 한라봉은 귤과 오렌지를 접목시킨 개량종으로 오렌지와 비슷하나 신맛이 덜하고 단맛이 난다. 향이 순하며 두꺼운 껍질이 오렌지보다 잘 벗겨진다.

비타민 C를 비롯해서 감염증 예방 성분 함량이 많아서 유행성 감기나 열이 나는 질병, 구강염, 신장병, 방광의 질병 등에 효과가 있다. 미네랄로서 칼슘이나 인이 비교적 많이 함유되어 있기 때문에 이와 뼈를 튼튼하게 하고 혈액정화제 효과가 있다.

중간 크기 오렌지 1개면 비타민 C 하루 섭취량을 130% 채울 수 있을 만큼 비타민 함유량이 높다. 수분이 많아 주스로 많이 이용된다. 비타민 C와 섬유질이 풍부해 피부를 아름답게 가꾸어 주고 변비를 개선시켜 주는 효과가 있다.

고혈압, 뇌졸중에 좋은 감

감의 떫은 맛은 다량의 탄닌 성분이 있기 때문인데 이것은 비타민 P처럼 혈관을 강화하는 작용을 한다. 그래서 고혈압과 뇌졸중 예방에 좋다. 탄닌산은 설사를 멎게 하고 몸 안에 흡수된 알코올 성분을 빨리 산화시키므로 숙취해소에도 좋다. 숙취에도 효과가 있는 것은 풍부한 칼륨에 의한 이뇨작용 때문이다.

감에는 사과보다 비타민 C가 6~8배나 많이 들어 있어 비타민 C의 보고로 불린다. 비타민 C가 다량으로 함유돼 있어 감기 예방에 특히 좋으며, 가슴이 답답하거나 담이 많을 때, 만성기관지염에 효과가 있다.

감에는 카로틴이 많이 있어 질병에 대한 면역력과 저항력을 키워 주고 피부를 탄력있게 가꿔준다. 감은 너무 많이 먹으면 변비가 생길 수 있으므로 하루 2개 이상은 먹지 않도록 하는 것이 좋다.

피부를 곱게 가꿔 주는 복숭아

복숭아는 생명력이 강하기 때문에 나쁜 기운을 물리치는 힘이 있다고 해서 중국에서는 예부터 '장수의 과일'이라고 불렀다.

예뻐지고 싶은 여성들이 밤에 복숭아밭을 찾아 벌레를 무릅쓰고 먹는다는 말이 있을 정도로 피부 미용에는 최고이며, 유기산과 비타민, 섬유질, 미네랄이 풍부해 종합영양제라 불린다. 복숭아의 비타민 A와 C가 피부를 곱게 가꾸어 주고, 섬유질은 배변을 촉진해 변비를 개선시키므로 예로부터 복숭아를 많이 먹으면 미인이 된다는 말이 있다.

복숭아를 많이 먹으면 얼굴색이 좋아지고 장기간 복용하면 기침 치료에 좋은 효과를 낸다. 복숭아 껍질은 해독작용을 해서 니코틴과 같은 독성물질을 제거해 주고 발암물질인 니트로사민의 생성을 억제하기도 한다. 복숭아는 발육 불량과 야맹증에 좋으며 장을 부드럽게 하여 변비를 없애고 어혈을 풀어 준다.

심장의 과일 <u>살구</u>

살구는 신맛을 내는 사과산, 구연산 등의 유기산과 단맛을 내는 포도당, 과당 등의 당질이 풍부해 새콤달콤한 것이 특징이다.

살구는 생과일뿐 아니라 말린 것이나 씨, 잎 등에 다양한 효능이 있어 한방 약재로 요긴하게 쓰인다. 살구는 심장병에 특효라고 해서 '심장의 과일'이라고 한다. 또 폐가 건조해지는 것을 막아 준다. 무엇보다 가래를 없애 주고 천식을 가라앉히는 것으로 유명한데, 특히 살구씨는 행인이라고 해서 한방에서 진해거담제로 많이 쓰인다.

각종 유기산과 칼슘, 칼륨 등의 미네랄이 많이 들어 있어 신경과 근육의 활동을 도와주므로 스트레스로 인한 정신적인 피로를 풀어 주는 데 효과가 있다. 피부 미용에도 좋아 주근깨, 기미 등을 없애는 데 효과가 있다. 최근에는 항암물질이 발견되어 폐암과 췌장암을 예방하는 항암식품으로도 인정받고 있다.

피부의 과일 **망고**

망고는 세계에서 가장 많이 재배되고 있는 열대 과일로 말레이반도, 미얀마, 인도 북부가 원산지다. 달콤하면서 부드러운 맛이 특징이며, 잘 익은 것은 껍질이 노랗다. 과육이 부드러워 어린이나 노약자들이 먹기에 좋고, 주스로 만들어 먹으면 좋다.

카로틴은 푸른 잎 야채와 거의 같은 양이 들어 있다. 비타민 A와 C, 유기산이 풍부하여 당질함량이 높다. 망고에 풍부한 비타민 A가 피부의 외부층인 상피조직과 각 기관의 세포기능을 활성화시켜 피부 미용에 좋다. 비타민 C의 작용으로 피부가 잡티 없이 깨끗하게 된다. 특히 망고씨 오일은 피부에 촉촉함을 주고, 과육은 피부를 희고 매끄럽게 해준다.

몸에 활력을 주는 **자두**

자두는 보기만 해도 입에 침이 고일 정도로 새콤한 맛이 나는 여름철 대표 과일이다.

자두에는 각종 유기산과 비타민, 미네랄이 많이 들어 있어 몸에 활력을 준다. 피곤하기 쉬운 여름철에 자두를 먹으면 몸이 가뿐하다.

자두는 또 칼륨이 나트륨의 2배 정도 들어 있어 대표적인 고칼륨, 저나트륨 과일이다. 술 마신 후나 어깨가 결릴 때도 자두 주스가 효과를 발휘한다. 미네랄 중에는 특히 철분 함량이 높아 빈혈이 있는 사람에게 좋으며 피를 맑게 해 혈액 순환을 좋게 한다. 또한 아미노산의 일종인 시투룰린 성분이 이뇨작용을 원활히 해주고 변비나 기침을 개선시키는 효과도 있다.

관절염을 지키는 **체리**

체리는 신석기시대부터 재배해 온 과일로 우리나라에서는 버찌라고 불린다. 이 체리는 이미 유럽과 미국에서는 수백 년 전부터 민간요법으로 이용해 왔다. 최근 미국 미시건 대학의 연구 결과 수백 년 동안 관절염 치료에 사용되어온 체리가 실제 그 소염 효과에 있어서 아스피린의 10배나 되는 것으로 밝혀졌다. 즉 관절염 치료 및 예방에 효과가 크다.

체리에 함유된 멜라토닌과 안토시아닌과 같은 물질들은 암세포를 줄어들게 한다. 암세포는 체리의 이런 성분들을 아주 싫어한다.

몸의 독소를 제거해 주는 **매실**

'탐낼 만큼 아름다운 꽃과 열매를 맺는 나무'라는 뜻으로 '매실'이라는 이름이 붙었다. 매실의 유기산은 구연산, 사과산, 주석산, 호박산 등으로 구성되어 있는데 구연산 함량이 높다. 칼슘, 인, 칼륨, 카로틴 등을 함유하고 있고 비타민도 풍부하다.

매실은 열을 떨어뜨리며 열에 의해 생긴 갈증을 해소한다. 간기능을 활성화해 간장질환을 비롯한 숙취, 피로회복, 메스꺼움, 멀미 등에 좋다. 정장작용으로 설사, 식욕 부진, 소화장애 등에도 좋다. 특히 비타민 B_{17}

이 들어 있어 체내의 독소를 배출하고 살균작용을 하며, 암을 예방하거나 치료하는 데도 쓰인다.

숲의 버터 **아보카도**

아보카도는 지방이 20%나 함유되어 있는 특이한 과일로, '숲의 버터'리고도 한다. 그러나 그 지방의 80% 이상이 불포화지방산이므로 혈액 속 콜레스테롤 등의 지방을 증가시키는 것이 아니라 오히려 동맥경화를 예방해 준다. 비타민, 미네랄도 적당히 함유되어 있으며, 소화 흡수율이 좋아 영양 보급에 매우 좋은 과일이다. 식물섬유가 풍부해서 변비 해소에도 좋다.

단백질 함유량도 과일 중에 최고를 자랑하므로 성장기 어린이의 간식이나 고령자의 건강 유지를 위한 식품으로 최고다.

설사와 위장을 다스리는 **석류**

석류 껍질은 맛이 시고 떫으며 냄새는 약하다. 석류는 단맛을 내는 단석류와 신맛을 내는 신석류가 있다.

단석류는 갈증을 없애고 설사나 복통을 낫게 한다. 담낭의 열을 내리고 눈을 밝게도 하고 구충제로도 쓰인다. 신석류는 위의 기능을 향상시켜 주고 위장병을 다스리고 술독을 풀어 주며 요실금과 대하증도 좋게 해 준다. 석류 껍질은 다리 근육 마비를 다스리고 항균작용을 하며, 인플루

엔자 바이러스를 억제한다.

건강·다이어트 성공법칙

| 법칙 1 | 제대로 알면 성공한다 |

"찌그러진 나무 가지에 도끼를 대는 사람은 1,000이나 되지만, 나무 뿌리에 도끼를 대는 사람은 한 명 뿐이다. " – H. 솔로(사상가)

"왜 그런지에 대해서 확실히 아는 사람은 어떤 것도 참고 견딜 수 있다." – 니체(철학자)

많은 사람들이 건강과 다이어트에 관해 잘못 알고 있거나 모르는 것이 많다. 제대로 알면 성공한다. 변화는 학습과 교육에서 온다. 올바른 것을 알면 좋게 변할 수 있다.

많은 사람이 모르는 이유?

많은 사람들이 매스컴에서 다이어트 정보를 얻는데, 매스컴은 진실보다는 이슈가 될 만한 것을 보도한다. 경우에 따라서는 180도 다른 내용을 보도할 때가 많다. 그래서 사람들이 그것을 믿거나, 아니면 혼란스럽기 때문에 아무거나 먹는다.

여기저기서 들려오는 서로 모순된 정보는 많은 사람들을 헷갈리게 한다. 예를 들어 "마가린이 버터보다 좋다."는 말이 있더니, 곧이어 "마가린도 역시 좋지 않다. 트랜스지방(trans fatty acids)이 너무 많이 들어 있다."라는 말이 들려온다. 또 "고단백질 식단이 좋다." "저단백질 식단이 좋다." 하는 말이 여기저기서 들려온다. 사람들은 무엇이 진정 옳은지 알 수 없다. 그래서 아무거나 먹는다. 특별히 몸에 좋은 것이 아닌 입이 원하는 음식을 먹는다.

얼마 전 인터넷 신문에서 재미난 기사 2개를 보았다. 같은 신문, 같은 기자가 외국의 연구 결과 2개를 보도했는데 하나는 〈살찌고 싶지 않다면 아침에 '계란' 드세요〉였고, 또 하나는 〈'계란프라이＋베이컨' 아침 식사 '대장암' 걸리고 싶어?〉였다. 앞의 기사를 읽으면 '아침에 달걀을 먹으면 다이어트에 효과가 있겠구나.'라고 생각하게 된다. 그러나 뒤의 기사를 읽으면 '대장암에 걸리는 계란프라이를 먹지 말아야지.'라는 생각이 들 것이다. 먹으라는 것인지 말라는 것인지 도대체 헷갈린다. 이런 경우는 비일비재하다.

또 하나의 예를 들어보자. 2008년 12월 19일자 중앙일보에는 〈밤에 먹으면 살이 찐다? 설탕이 과잉행동유발?〉이라는 제목으로 다음과 같은 기사가 실렸다.

밤에 밥을 먹으면 살이 찐다는 생각은 근거 없는 것으로 드러났다. 미국 인디애나 의학대학의 레이첼 브리먼 교수와 에어런 캐럴 교수는 17일 영국의 권위 있는 의학지 <브리티시 메디컬 저널>에 기고한 논문에서 이같이 밝혔다. 두 교수는 각종 의학 논문을 조사한 결과 하루 중 어느 때에 먹느냐와 비만은 관계가 없다고 결론지었다. 살이 찌는 것은 섭취한 음식 칼로리에 비해 몸을 적게 움직여 체내에 칼로리가 쌓이기 때문이라는 설명이다.

두 교수는 또 사탕이나 초콜릿, 과자 등에 들어간 설탕이 아이들의 과잉행동을 유발한다는 것도 과학적 근거가 없다고 지적했다. "단지 부모들이 그렇게 믿을 뿐"이라는 것이다.

이 보도대로 과연 밤에 먹어도 살이 찌지 않을까? 설탕이 아이들의 과잉행동장애와 관련이 없는 것일까? 이런 기사들을 보고 매번 따른다면 아마 현기증이 날 것이다.

언론은 새로운 발견을 보도할 때 논쟁적인 것을 선호한다. 그런 속성 때문에 일반인들이 언론을 통한 지식만을 가지고 자기 몸을 관리할 때, 어려움과 혼란만 가중되고 건강이나 다이어트에 도움이 되지 않는 경우가 많다. 오히려 상태가 더 악화된다.

세상 다른 일처럼 건강과 다이어트도 올바른 원리를 알면 성공 확률이 높아진다. 우리 모두가 식품과 영양을 연구하는 과학자가 될 필요는 없다. 좋은 음식을 먹었을 때의 몸의 좋은 반응과 나쁜 음식을 먹었을 때의 나쁜 신호를 구별할 줄만 알면 된다.

그리고 자신을 하루아침에 바꾼다는 생각을 버리고 좋은 쪽으로 방향을 잡아라. 우리 몸의 세포 하나를 분리하여 좋은 물질 곁에 놓으면 그 물질에게 다가가고, 나쁜 물질 곁에 놓으면 그 물질에서 멀어진다고 한다.

사람의 몸은 정직하다. 좋은 정보를 알고 매일 좋은 음식을 넣어 주면 좋은 결과가 나타난다. 나쁜 정보를 믿고 아무 음식이나 넣어 주면 나쁜 결과가 나타난다. 이 책의 내용과 부록 2에 있는 추천도서를 읽어 보고 어떤 것이 맞는지 잘 판단하기 바란다.

여러분도 변할 수 있다. 건강해질 수 있다. 날씬해질 수 있다.

'얼마나'보다는 '무엇을'에 신경 써라!   법칙 2

무엇을 먹을 것인지 결정하는 것과 같이 매일매일 행하는 선택은 개인뿐만 아니라 가정과 사회에 엄청난 파급 효과를 미친다. 매끼 무엇을 먹는가에 따라 건강이 좌우된다.

지구상에 존재하는 동물 가운데 자기의 생리기능과 구조에 맞지 않는 음식을 먹고 있는 동물은 오로지 인간뿐이다. 그 결과 각종 질병에 시달리고 있는 것은 인간과 인간이 기르는 애완동물뿐이다.

사람은 원래 잡식동물이 아니다. 과일과 야채를 먹도록 되어 있는 오랑우탄, 고릴라, 침팬지 등과 같이 과식동물에 인간은 속한다.

천재들은 과식(果食)주의자였다

세계 3대 현인 중의 한 사람인 피타고라스는 2,500여 년 전에 이미 올바른 식사를 했다. 난해한 수학이론을 허다하게 수립하고, 그 당시에 이미 지구는 둥글다는 것을 지적한 그의 주된 음식은 과일이었다. 그의 가르침을 따라서 과일과 야채를 주식으로 하고 있는 사람들을 '피타고리언'이라고 불렀다. 히포크라테스, 소크라테스, 플라톤, 아리스토텔레스 등의 위인들도 여기에 동참하였다. 고대 올림픽에서 강인한 체력을 가진 경기자들도 과일을 주식으로 삼아서 놀라운 기록을 세웠다.

최근 연구에서도 많은 학생들이 식사를 가공식품에서 과일과 야채로 바꾼 후 집중력이 높아지고 행동이 바뀌는 것에 대한 사례들이 많이 보고되고 있다. 그리고 '두뇌음식'에 관심이 높이지고 있는데, 두뇌음식은 과일, 야채와 오메가-3가 많이 들어 있는 식품이다.

과일을 제대로 먹으면 날씬해질 뿐만 아니라 머리도 좋아진다. 특히 과일은 아이들에게 좋다. 아이들을 날씬하고 머리 좋은 아이로 키우려면 가족이 '아침 과일 다이어트'를 하라. 어른에게 좋은 음식은 아이에게도 좋다.

건강과 다이어트에 성공하려면 양보다는 질에 신경을 써라. 야구경기에서도 뛰어난 타자가 되려면 좋은 선구안이 필요하다. 좋음 음식과 나쁜 음식을 고르는 안목을 가져라.

좋은 음식은 면역력을 높여주고 건강·다이어트의 성공을 가져다 준다.

마음과 몸은 떼려야 뗄 수 없는 관계다. 마음속에 자신의 날씬한 이미지를 그리고, 반복해서 그 이미지를 떠올려야 한다. 뇌는 매우 정교한 컴퓨터이므로 잠재의식에 새로 설치된 프로그램을 기초로 해서 조절에 필요한 화학물질을 만들도록 지시한다.

몸을 바꾸려면 생각을 바꿔야 한다

우리는 온몸으로 생각한다. 우리는 자기 삶을 개선할 수 있는 수단을 많이 가지고 있다. 비만해소와 건강의 비결은 바로 몸이 자신의 일을 제대로 수행하리라 믿는 데 있다. 우리 몸이 알아서 자기 할 일을 훌륭히 해내리라는 믿음을 가져야 한다. 우리 몸의 세포를 믿고서 친절히 대해야 한다. 세포들을 비난하거나 혹사시키며 나쁜 음식을 몸에 넣어 주지 말고 늘 칭찬하고 격려해 주라. 그 결과 세포들은 자신의 임무를 멋지게 수행함으로써 최고의 날씬함과 건강을 주인에게 안겨 준다.

사람은 자신이 믿고 생각하는 대로 만들어진다. 생각이 모든 것이다. 승리의 확신을 100조 개나 되는 몸의 세포 하나하나에 퍼뜨려야 한다. 건강과 날씬함은 생각에서 시작되고 생각으로 현실이 된다.

행동을 바꾸는 효과적인 방법

행동을 변화시키는 효과적인 방법이 있다.

옛날 행동은 참을 수 없는 고통과 연결하고, 새로운 행동은 믿지 못할 정도로 크나큰 즐거움과 연결하는 것이다.

다음과 같은 질문을 해 보면 여러분이 당장 변할 수 있다.

"만약 내가 살을 빼지 않으면 어떤 대가를 치러야 할까?"

"이 음식을 먹으면 나는 어떻게 될까?"

"이 음식을 먹지 않으면 어떻게 될까?"

이런 질문을 통해 절대 견딜 수 없는 고통으로 이어진다고 생각할 때 변화와 새로운 행동으로 바뀔 수 있다.

필자의 경우에도 텔레비전에서 당뇨합병증으로 다리를 자르고 장님이 된 사람을 보고 "내가 아무것도 안 보인다면? 내가 당뇨로 다리를 자른다면?" 생각하니 너무 끔찍해서 변하게 되었다.

두 번째는 생각을 긍정적이고 즐거운 느낌과 연결해 보는 것이다.

"내가 살이 10㎏ 빠지면 어떻게 될까?"

"내가 날씬하고 건강해진다면 친구와 가족들은 무엇이라고 말할까?"

"아침과 오전에 과일만 먹으면 4개월 후 나는 다른 사람이 될 꺼야!"

자신의 생각을 이렇게 고통과 즐거움으로 연결시키면 즉시 변할 수 있다. 우리는 변화를 위한 모든 자원을 지금 내부에 가지고 있다.

자신의 생각을 조절하라

생각을 조절하면 운명도 조절할 수 있다. 더 건강하고 행복한 삶을 누리려면 자신의 생각을 마음대로 조절하는 능력이 필수적이다. 우리가 만

들어낸 모든 것은 생각의 산물이다. 생각은 자신의 운명이다. 우리 몸은 우리 생각의 결과다. 좋은 음식을 먹고 건강하고 날씬해질 수 있다고 생각하라.

정신이 어떤 곡을 연주하고 싶으면 세포들은 군말 없이 그 곡을 연주한다. 세포는 정신과 하나가 된다. 자신을 움직이게 하는 모든 동기와 모든 암시는 곧 자신의 몸에 있는 각 세포에게 속속들이 전달되어 즉시 반영한다. 신체의 어느 부위에 있는 세포든 이들은 주인의 감정과 생각에 조화를 이룬다.

뇌의 행복은 곧 전체 세포의 행복이다. 마음이 희망과 낙관으로 가득하면 신체도 희망과 낙관으로 가득 차 더 효율적이고 열성적으로 움직인다. 마음에 낙심이 그득하면 신체도 덩달아 의기소침해진다.

'나는 살이 찐다.'라고 믿으면 살이 찐다.

'나는 날씬해진다.'라고 믿으면 날씬해진다.

실패를 통해 생각을 바꿔라

이전에 실패한 기억과 경험에 져서는 안 된다. 실패와 어려움은 때로는 우리를 좋은 쪽으로 인도하는 안내자다. 바보는 실수와 경험으로부터 배우지 않는다. 현명한 사람은 실수와 경험으로부터 배운다. 지혜로운 사람은 다른 사람의 실수와 경험으로부터 배운다.

우리는 자신의 인생을 디자인하는 최고의 디자이너다. 우리는 우리의 경험과 생각이 수놓는 거대한 스킬자수와 같다. 우리는 매 순간 수를 놓고 있다. 우리는 끊임없이 "나는 무엇이다."라는 말을 반복하면 실제로 그렇게 된다는 사실을 알아야 한다.

육체적이든 정신적이든 자신의 열등의식을 조장하는 연상을 하지 마라. 항상 위대하고 강하고 깨끗하고 진실하고 아름다운 자신의 모습을 그려라. 육체적 또는 정신적 약점이 머릿속에 들어오도록 허락하지 마라.

숨 쉴 때마다 건강, 힘, 완벽함을 생각하라. 당신이 되기 원하는 모습, 창조주가 당신을 만들 때 기대했던 이상을 항상 기억하라. 건강하고 날씬하고 멋있는 모습을 시각화하라. 그것에 집중하라. 그것을 현실로 만들기 위해 노력하라.

이를 위해 필요한 도구는 바로 생각이다.

나쁜 음식은 좋은 음식으로 밀어내라

우리의 뇌는 생생하게 상상한 것과 실제 경험한 것을 구별하지 못한다. 사람들이 문제를 겪는 것은 나쁜 생각을 좋은 생각으로 중화시킬 생각은 하지 않고 그저 버리려고만 하기 때문이다. 해독제도 없이 증오를 몰아내기란 쉽지 않다. 지금 내가 품고 있는 생각은 모두 나의 정신에 심어져 평생 동안 자라난다. 증오의 씨앗이 후일 사랑의 꽃을 피우는 일은 절대 없다.

나쁜 생각이 나타나면 좋은 생각으로 밀어내라. 지금 나쁜 음식을 먹고 있으면 좋은 음식으로 밀어내라. 뿌린 대로 거둔다. 이는 땅에서 뿐만 아니라 건강과 다이어트에서도 마찬가지다. 좋은 생각을 하고 좋은 음식을 먹으면 몸은 건강해지고 날씬해진다.

삶은 공정하다. 준만큼 받으며 뿌린 대로 거둔다. 대자연은 정직한 환전상이다. 우리가 준 그대로 대자연이 돌려준다. 공짜를 바랄 수 없다. 좋은 것을 뿌리면 좋은 것으로 열매를 거둘 수 있다. 좋은 음식을 먹으면 우리 몸은 좋아진다.

몸을 움직이는 생각의 힘

우리의 생각은 소화작용은 물론이고 다른 신체기능에도 엄청난 영향을 준다. 그 예를 몇 가지 살펴보자.

18세기 말 미국의 엘머 게이츠 교수는 물이 가득 찬 대야에 손을 담고 정신을 집중하면 혈액이 손으로 몰려 물이 넘쳐난다는 사실은 증명했다. 생각을 통해 신체 통제력을 높일 수 있다는 명확한 증거가 된다.

예일 대학의 W. G 앤더슨 교수는 생각의 무게를 재는 데 성공했다. 한 학생을 아주 민감한 저울에 올려놓고 수학문제를 암산하게 했다. 그러자 즉각 저울 눈금이 움직이기 시작했다. 문제의 난이도를 높이자 눈금의 변화 역시 더욱 커졌다.

실험을 확장하여 학생에게 자신이 곡예를 하고 있는 모습을 상상해 보게 했다. 학생이 각 단계로 자신의 모습을 시각화함에 따라 저울의 눈금이 흔들렸다. 심지어 눈금의 변화가 실제로 두 팔을 번쩍 들어 올렸을 때와 거의 비슷했을 정도였다. 수많은 학생들에게도 같은 실험을 반복했지만, 결과는 항상 마찬가지였다. 생각에도 무게가 있는 것이다.

신체에 대한 정신의 영향력을 보다 정확히 테스트해 보기 위해 앤더슨 교수는 젊은이 11명의 왼팔과 오른팔의 근력을 재었다. 오른팔의 평균 근력은 50kg인 반면, 왼팔은 43kg이었다. 젊은이들은 일주일 동안 오른 팔로만 특정 운동을 실행했다. 다시 양팔의 근력을 재자, 예상대로 오른 팔의 근력이 2.9kg이 증가했다. 그런데 놀라운 것은 운동을 하지 않은 왼팔 역시도 근력이 자그마치 3.2kg이나 증가했다. 그 운동을 관할했던 두뇌 일부가 실제로 운동을 하지 않은 근육에까지 혈액을 공급하여 영향을 미쳤던 것이다.

또 이런 예가 있다. 파리 노트르담 대성당 근처에서 한 여인이 개한테 물려 근처에서 치료를 받았다. 몇 달 후 그 당시 현장에 있던 학생이 거리에서 그 여인을 보더니 여태 살아 있음에 경악했다. 왜냐하면 그 여자를 문 개가 광견병이 걸린 개였기 때문이다. 그때 학생이 여인에게 개가 광견병에 걸렸다는 사실을 알려주자 여인은 갑자기 발작을 일으켰고, 의사가 바로 달려 왔지만 이내 죽고 말았다.

필라델피아에서 몇몇 의대생들이 실험을 해볼 생각으로 어느 친구를 만날 때마다 매우 아파 보인다며 괜찮은지 물었다. 그러자 그 친구는 이내 몸져눕더니 며칠 후 죽고 말았다.

미국에서 발간된 신문에 이런 여자의 이야기가 실린 적이 있었다. 그녀는 의치를 삼켰다며 의사를 불렀다. 의사가 도착했을 때 여자는 경련이 심해져서 거의 질식사할 것만 같았다. 의사가 여자의 상태를 보고는 당장 기관절개수술을 해야 한다고 말했다. 그때 의사가 침대 아래에서 뭔

가를 발견했다. 자세히 살펴보니 그것은 바로 잃어버린 의치였다. 그 순간 여자의 경련이 즉각 멈추었다.

생각의 힘은 놀랍다. 단지 우리가 놓치고 살고 있을 뿐이다.

"사람은 생각하는 대로 만들어진다."

자신감과 자기암시의 기적

자신에 대한 믿음만큼이나 목표 달성에 큰 힘이 되는 것은 없다. 자신감을 잃어버리면 있던 능력도 사라진다. 사람은 자신이 믿는 만큼만 성취할 수 있다.

믿음은 삶의 결실을 알 수 있는 좋은 척도다. 믿음이 약한 사람은 적게 얻으며, 믿음이 강한 사람은 많이 얻는다. 성공은 대부분 운 때문이라고 생각하는 사람들이 많다. 모든 성공은 목표를 달성할 수 있다는 확고한 자신감과 강한 의지에서 시작한다. 목표를 향해 단호히 나아가는 사람은 단순히 성공하는 것이 아니라 성공 그 자체다. 전력을 다해 자신을 믿어라.

'나는 뚱뚱한 사람이다.'라고 생각하는 사람은 잠시 살이 빠져도 자신의 생각대로 곧 다시 살이 찐다. 자기 자신이 누구인가에 대한 확신이 자신을 만들기 때문에 실제로 자신은 날씬하다고 믿어야 그렇게 된다. 비만인 사람도 자신의 정체성을 뚱뚱한 사람에서 활력 있고 건강하며 날씬한 사람으로 바꿔야 한다. 이렇게 자신의 생각을 바꾸면 다이어트에서 운동에 이르기까지 모든 행동이 바뀌고 자기 생각에 맞게 신체적인 변화도 일어난다. 무엇인가를 간절히 생각하면 우리의 외모도 그 생각을 닮아간다.

세상에서 가장 위험한 사람은 이렇게 얘기하는 친구다. "무슨 일 있어? 안색이 안 좋아 보이는데." 그 말을 듣는 순간 진짜로 몸이 아파온다. 친구가 나의 정신에서 희망을 내쫓고 죽음의 베일을 늘어뜨린 것이다.

손 위에 차가운 동전을 놓고 지금 화상을 입고 있다고 최면을 걸면 실제로 불에 데인 듯 손에 물집이 올라온다. 이것만 봐도 암시의 힘이 놀라운 힘을 가졌음을 분명히 알 수 있다.

사람에게는 누구나 내면 깊이 어떤 힘이 숨어 있다.

우 리   몸 은   우 리 를   돕 는   아 군 이 다 법칙 4

어떤 사람들은 자기 몸이 마음에 안 든다고 '팝니다'라는 간판을 걸어놓고 '다른 사람과 바꿀 수 있으면 좋을 텐데' 라고 생각할 수 있지만 그렇게 할 수는 없다. 우리 몸은 이 세상에서 받은 단 하나의 귀중한 선물이다.

우리 몸은 스스로 치유한다

슈바이처 박사는 "우리 의사는 아무 것도 할 일이 없다. 우리는 생체에 내재하는 의사를 돕고 격려할 뿐이다."라고 말했다. 우리 몸은 놀라운 치유 능력을 갖추고 있다. 우리 몸은 의사나 약이 고치는 것이 아니다. 우리 몸은 끊임없이 스스로 치료한다. 우리가 강요해서 그렇게 되는 것이 아니다. 몸이 스스로 그렇게 하는 것이다.

손가락을 베었어도 상처 부위를 깨끗이 씻고 내버려두는 것 외에 의식적으로 하는 것은 아무 것도 없다. 우리 몸은 피를 응고시키거나 진하게 하여 피가 계속 흐르는 것을 막는다. 그런 다음에 상처를 보호하는 딱지를 만들어 그 밑에서 피부가 치료되고 다시 재생되도록 한다. 상처가 치료되면 딱지가 떨어져 나가고 대부분 베었던 자리는 흔적조차 남지 않는다.

하루에 우리 몸에서 일어나는 일의 가짓수는 수천조나 된다. 그러나 우리 몸은 이 모든 일을 스스로 훌륭하게 해낸다. 우리가 살아 숨 쉬고 있는 것 자체가 우리가 인식하지 못하는 엄청난 기적이다.

내 몸에서 보화를 찾아라

깊은 바다 한가운데서 배를 타고 있는 사람이 있었다. 그에겐 배를 뭍으로 끌고 갈 노도 아무 것도 없다. 그는 몇 달을 바다와 싸우다가 육지를 그리워하며 죽는다. 자신을 뭍으로 데려다 줄 수단이 없어서 죽은 것이다. 그러나 죽은 후 배 뒤편에서 모터가 발견되었다. 썩 좋은 모터였다. 배 안에 모터가 있다는 사실만 알았어도 그는 그토록 무의미하게 죽지는 않았을 것이다.

우리 안에는 건강함과 날씬함으로 이끌어 줄 모터가 있다. 어떤 사람은 그것을 발견하여 자신이 원하는 길로 나아가지만 어떤 사람은 어둠 속에서 괴로워하다 죽는다.

부디 자신의 몸 안에 있는 놀라운 능력을 발견하기 바란다. 매끼 좋은 음식을 먹도록 노력만 한다면 당신 안에서 아주 훌륭한 모터인 자가치유력과 몸 안의 의사들을 발견할 것이다. 이것들은 당신이 건강해지고 날씬해지는 것을 적극 도와줄 것이다.

법칙 5 청소의 원리, 해독의 원리를 알라

비만은 내부 청소불량이다

마쓰다 마스히로가 지은 《청소력》이란 책이 있다. 저자가 이혼과 사업 실패로 폐인처럼 지내던 어느 날 친구가 찾아와 방을 청소해 주었다. 저자도 친구와 함께 자기 방과 집을 청소하였더니 삶의 새로운 의욕이 일어나고 결국 새로운 가정도 꾸미고 베스트셀러 작가가 되고 일본에서 유명한 컨설턴트가 되었다. 그래서 《청소력》이란 책을 썼다. 현재는 청소의 힘을 증명하며 다른 사람에게 가르치고 있다.

책상을 청소하면 업무 효율이 올라간다. 일본의 어느 기업 사장님은 직원들이 사용하는 변기를 손수 닦는다. 사랑하는 직원들이 사용하는 변기를 청소하는 것이 즐겁다고 한다. 그 회사는 불경기에도 매출이 수년간 배로 성장했다.

청소에는 힘이 있다. 우리 몸도 마찬가지다. 비만과 질병의 원인은 결국 매일 생기는 노폐물을 제때 배출하느냐 못하느냐 문제다. 비만과 질병은 우리 몸 내부를 제대로 청소하지 않은 것이 원인이다.

몸의 내부청소

우리 몸은 음식물을 먹고 에너지를 얻고 또 노폐물 제거해야 한다. 노폐물이 생기는 것은 살아 있다는 반증이다. 문제는 노폐물이 제거되는 것보다 더 많이 생산될 때이다. 체내로부터 노폐물을 씻어 내릴 에너지가 충분치 않거나 노폐물 제거를 담당하는 체내 장치가 그 기능을 효율적으로 수행할 수 없을 때 몸 안에 노폐물이 쌓인다.

대부분의 사람들은 자신의 신체 내부를 관리하거나 세척하는 데 조금의 노력도 기울이지 않고 수십 년을 살아간다. 우리를 생존할 수 있게 하는 것은 신체의 내부에 있다. 외부는 단지 보여 주기 위한 것에 불과하다.

어떤 사람이 몇 달 목욕하지 않고 역겨운 체취가 나는 상태로 다니면 어떻겠는가? 아마 상상만으로도 몸이 움츠러들 것이다. 그러나 그런 상상만으로도 역겨운 표정을 짓는 사람들이 자신의 신체 내부는 신경을 쓰지 않는다. 우리 몸 내부를 세척하고 노폐물을 제거하는 것은 어렵지 않다. 우리 몸 내부를 청소하는 좋은 방법은 배출주기인 아침에 과일만 먹는 것이다. 소화가 빠르고 소화에 에너지를 거의 빼앗기지 않는 과일만 먹으면 남은 에너지가 우리 몸에 쌓인 노폐물과 독소를 배출시킨다. 그래서 아침에 과일만 먹어야 한다. 매일 몸 안에 쌓인 노폐물을 제거하려면 아침에 물과 과일만 먹어야 한다. 이 책에서 제일 중요한 원리다. 그렇게 하면 당신 몸은 건강해지고 날씬해진다.

청소가 잘된 집과 직장이 성공과 행복의 기운이 가득 차듯이 우리 몸의 청소가 잘되면 상쾌해지고 맑아진다. 청소의 원리는 그래서 중요하다. 몸의 내부 청소를 절대 잊지 마라.

법칙 6 물의 중요성, 물 만난 물고기가 되라

과일의 수분은 '생명의 원천'이다

우리 몸의 70%는 물로 이루어져 있다. 우리는 물 없이 살 수 없다. 과일은 어떤 음식보다 수분이 많다. 과일의 물에는 당, 비타민, 미네랄, 효소 외 여러 가지 영양분이 풍부하게 들어 있다. 과일에는 이러한 좋은 성분을 가진 수분이 80~90%나 포함되어 있다. 우리가 즐겨 먹는 과자는 수분이 10~15%이니까 얼마나 수분이 많은지 알 수 있다.

과일과 야채 속의 풍부한 '생명수'는 우리 몸에서 아주 중요한 역할을 한다. 이 물은 100조 개나 되는 우리 몸의 세포 하나하나에 영양을 공급하는 역할을 한다.

체내에 수분이 부족하면 산소와 영양을 세포에 만족스럽게 공급하지 못하고 세포에서 폐기된 유해한 노폐물을 신속하게 반출할 수도 없다. 체중이라든지 건강의 문제를 지니고 있는 사람은 체내 수분 부족으로 인해 노폐물을 신속하게 배설할 수 없는 상태에 있는 사람들이다. 주위에서 물을 많이 먹지 않는 사람의 건강이 어떤지를 살펴보면 알 수 있을 것이다. 이 세상의 어떠한 것이든 물이 부족하다면 깨끗하거나 건강할 수 없다.

우리는 물의 존재이다

심폐계통의 연료인 임파액은 90%가 물이다. 뇌의 85%가 물이고 뇌를 완충시키는 뇌척수도 마찬가지다. 태아를 둘러싸고 있는 양수도 그렇다. 침은 거의 모두가 물인데 침이 없다면 혀는 입안에서 붙어 버릴 것이며, 우리는 그 어떤 것도 삼킬 수가 없게 된다. 눈물뿐 아니라 눈을 촉촉하게 해서 쉽게 움직일 수 있도록 하는 것도 대부분 물이다. 소화액도 실질적으로 모두 물인 까닭에 물이 없다면 음식물을 소화시키지 못한다.

영양소를 세포에 운반하고 노폐물을 세포로부터 제거하는 모든 과정은 운송매체인 물에 의존한다. 체내 모든 기관들을 둘러싸고 있는 것도 물인데, 물이 없다면 기관들은 서로 들러붙고 찢어질 것이다. 물론 연결조직도 다 물이다. 체내의 모든 관절들은 90%가 물이기 때문에 쉽게 움직일 수 있다. 이것이 없다면 우리들은 당장 관절염에 걸릴 것이다. 심지어 뼈도 35%가 물이다.

우리가 매일 잃어버리는 물의 양은 약 2ℓ 정도다. 물은 오줌이나 땀과 숨을 통해 손실된다. 우리 피부에는 수백만 개의 구멍이 있고, 이 모든 구멍은 항상 일정량의 수분을 배출한다. 운동 등을 통해 신체활동이 고조되면 땀을 흘리게 되어 많은 물이 손실되는 것을 눈으로도 확인할 수 있다. 하지만 격렬한 운동을 하지 않더라도 우리 피부는 일정량의 수분을 항상 배출하고 있다. 또한 숨을 내쉴 때마다 우리는 일정량의 물을 잃어버리는 것이다. 이렇게 잃어버린 물은 다시 채워져야 한다. 그렇지 못하면 상상할 수 있는 것 이상의 손상을 입게 된다.

어린아이의 피부가 고운 것은 수분 함량이 80% 정도이기 때문이다. 보통 성인은 수분 함량이 60~70%, 노인은 50% 정도 되기 때문에 피부가 거칠다. 결국 수분 함량이 줄어들면 노화되거나 죽는다.

물만 잘 먹어도 살이 빠진다

몸에 수분이 필요하면 뇌에 에너지가 필요하다고 신호를 보내기 위해 목마름과 배고픔이 동시에 느껴진다. 그러면 목마름을 분별하지 못하고 두 신호를 먹고 싶은 충동으로 해석한다. 몸은 물을 섭취해야 할 때도 음식을 먹는다.

음식을 먹기 전에 물을 한 잔 마시면 적어도 2시간 동안은 교감신경계가 아드레날린과 노드아드레날린 분비를 자극한다. 교감신경계에 대해 물은 리파아제를 강하게 활성화시켜 육체적인 활동을 증강시킬 에너지로 지방을 분해하게 한다. 물은 지방 저장을 막아 주고 지방 분해를 활성화시킴으로써 체중을 감소시킨다. 일상적인 식단에 수분이 충분히 포함되어 있지 않으면 음식에 있는 미네랄을 적절하게 흡수하지 못한다. 옅은 소변은 인체가 알칼리라는 좋은 신호이고, 짙은 노란색이나 오렌지색 소변은 인체가 산성화된 증거다.

물만 잘 먹어도 많은 질병을 예방할 수 있을 뿐 아니라 지방세포의 분해를 촉진시켜 살도 빠진다. 더욱이 과일과 야채에 들어 있는 수분처럼 양질의 물은 없다. 물을 식전에 충분히 마시고 수분이 많은 음식인 과일과 야채를 많이 먹는 것, 이것이 사람의 생로병사를 좌우한다.

소화원리를 알면 건강과 날씬함이 보인다

세계에서 가장 많이 팔리는 약은 무엇일까?

위궤양 치료제인 '잔탁'이다. 이 약은 미국에서 가장 많이 팔린 10대 상품으로 선정되기도 했으며, 우리나라에서도 대표적인 위장병 치료제 중 하나로 많이 팔리고 있다.

약국에서 제일 잘 나가는 약은 소화제다. 우리는 혀가 즐기는 맛있는 음식을 실컷 먹고는 위가 거북하다고 약을 먹는다.

우리의 몸의 구조는 과일이 몸에 맞는 것을 보여준다

육식동물과 채식동물의 입의 구조는 확연히 다르다. 사람의 치아는 영구치를 기준으로 앞니 8개, 송곳니 4개, 작은 어금니 8개, 큰 어금니 12개로 총 32개. 사람의 송곳니는 동물을 잡아먹는 용도보다는 견과류와 딱딱한 열매를 꺼내거나 질긴 섬유소를 베어 내는 데 유용하다.

육식동물의 장은 짧다. 사람의 장의 길이가 길다는 것은 우리 몸이 육식보다는 채식이 더 적합하다는 증거다. 사람의 위의 산도는 채식동물과 비슷하다.

소화기관은 매우 복잡하고 섬세한 화학공장이다. 음식이 들어가면 그것에 맞는 소화효소가 가장 적절한 시간에 분비되고 음식에 포함된 영양분을 인체가 활용하도록 분해한다. 자연에서 야생동물은 거의 모두가 한 종류의 음식을 먹는다. 산해진미의 다양한 풀코스 음식을 먹는 것은 인간뿐이다. 야생동물에게는 소화불량이 없고 심장병, 당뇨병, 암 등이 거의 없다. 왜 그럴까?

우리 인간은 몸에 나쁜 음식을 너무 많이 먹고 있기 때문이다. 우리 몸에 맞는 음식을 먹으면 몸은 건강해지고 날씬해진다. 인간의 입과 위장의 구조와 길이 등을 보면 원래 인간은 과일과 채식을 하였음을 알 수 있다.

과식을 부르는 '중독성 배고픔'

진정한 배고픔을 느끼는 능력을 잃어버리면 우리 몸은 살이 찐다. 우리 몸은 칼로리가 높은 식품을 자주 먹으면 배가 고파서 먹는다는 본래의 개념을 잊어버린다. 필요한 양보다 더 많은 칼로리를 계속 섭취해서 음식이 위에 들어 있지 않으면 불편함을 느끼기 시작한다. 소화기관이 비어 있으면 불편하기 때문에 소화기관이 계속해서 움직이도록 계속 먹는 나쁜 버릇을 우리는 가지고 있다. 바로 그때부터 과체중은 시작되고 음식 중독 상태가 된다.

식사하고 나서 몇 시간 뒤에는 왠지 모르게 힘이 없고 머리가 아프거나 피곤하며 나른하고 위가 아프거나 불편함이 느껴진 적이 있을 것이다. 이런 현상은 원래의 우리의 모습이 아니다. 이러한 증상은 좋지 않은 식사를 계속 하고 있는 사람에게서 나타난다. 소화가 끝났을 때 시작되는 위경련 증상과 두통과 피로를 '중독성 배고픔'이라고 부른다. 이런 증상은 건강에 좋지 않은 식사로 생기는 금단현상이다. 사람들은 이러한 불편함 때문에 더 자주 먹고 더 많이 먹어야 한다고 착각한다.

몸은 음식을 소화시키는 일과 식사로 인한 해독을 동시에 할 수 없다. 음식을 먹으면 해독과정은 중지된다. 병을 유발하는 음식을 먹으면 이것을 소화하느라고 몸의 해독과정이 멈춘다. 그러면 우리 몸에 독소가 쌓인다. 그런 상태가 계속되면 '생활습관병'이 온다.

우리가 먹는 나쁜 음식은 이러한 증상을 촉진하고 그 증상을 과식이라 부른다. 자신이 먹는 음식이 좋은 음식인지 나쁜 음식인지 이 책의 제8장과 제9장을 읽고 판단해 보기 바란다. 하루에 어떤 음식을 많이 먹고 있는지 적고 판단해 보면 자신의 미래를 스스로 알 수 있다.

우리 몸 안에는 체중 조절 장치가 있다

배고플 때에만 먹으면 과체중이 되지 않으며 병 없이 오래 살 수 있다.

우리 몸은 이상적인 몸무게를 유지하기 위해서 얼마나 많이 먹어야 하는가를 정확하게 알려준다. 건강에 좋은 음식을 먹으면 호르몬이나 신경전달 물질이 간에 있는 글리코겐 저장량이 감소하고 있다고 알릴 때까지 배고픔을 느끼지 않는다. 진정한 배고픔을 느낄 때 충분히 먹는다고 해서 과체중이 되지 않는다.

좋은 음식을 많이 먹으면 '중독성 배고픔'이 사라지고 진정한 배고픔을 느낀다. 그러면 식탐과 군것질을 줄일 수 있다. 배고프지 않을 때 먹지 않는 것이 건강과 체중 조절을 위한 출발점이다. 건강에 좋은 음식을 충분히 먹을 때 몸은 자연스럽게 이상적인 체중을 유지하기 위해서 배고픔의 반응을 조절한다.

필자는 한 끼만 먹지 않아도 삶의 의미를 잃고 조금만 식사를 늦게 해도 왠지 모를 분노로 먹을 것을 찾던 사람이었다. 그러나 동물이 병이 나면 먹지 않는다는 것과 사람도 단식으로 질병을 고칠 수 있다는 사실을 알고 난 후부터 필자는 '중독성 배고픔'에서 자유롭게 되었다. 중요한 일이 있거나 몸 컨디션이 좋지 않으면 식사를 하지 않거나 소화가 잘되는 과일을 먹었고, 그러면 빠른 시간 안에 컨디션과 에너지가 회복되었다.

대부분의 사람들은 자신의 소화계통이 뚜렷한 한계를 갖고 있다는 것을 모른다. 물론 소화계통은 어떤 환경 속에서도, 심지어는 능력 밖의 일을 처리하도록 강요되어도 언제나 최대한의 노력을 한다. 하지만 그런 일이 계속되다 보면 필연적으로 문제가 발생한다. 우리가 무엇을 얼마나 먹든 그것들이 아무 문제없이 잘 처리될 것이라는 잘못된 믿음을 우리는 갖고 있다. 우리는 자신의 근육이 지탱할 수 있는 무게에는 한계가 있다는 것을 너무도 잘 알고 있다. 그러나 우리는 매일같이 소화계통에게 한계치 이상의 일을 수행하라고 요구한다.

필자도 수십 년 동안 그러한 잘못을 저지르고 살아 왔다. 원하는 음식은 무엇이건 아무 때나 먹었고, 목으로 삼키는 것은 모두 소화되며 필자의 건강에 기여할 것이라고 착각했다.

복통, 소화불량, 가스복부팽창, 위산과다, 울화증, 위산과소, 위궤양 등에 처방되는 약들은 의약계의 가장 큰 수입원이다. 그것은 우연이 아니다. 그것은 사람들이 어떻게 먹어야 할지에 대해 배운 적이 없기 때문에 생기는 일이다.

좋은 음식이란 소화가 잘되는 음식이다. 어떤 음식이 소화가 잘되는 음식일까? 이 책을 읽는 분은 다 알 것이다.

소화원리를 알면 건강과 날씬함이 보인다.

건강과 비만을 에너지관점으로 보라 　법칙 8

인간은 먹는 기계다. 우리는 먹지 않으면 살 수 없다. 음식은 모든 사람의 생명의 중요한 역할을 한다. 깨어 있는 동안 약 4시간마다 음식을 먹는다.

음식은 물이나 공기와 마찬가지로 생명을 유지하는 데 필수불가결한 요소다. 우리는 음식으로부터 체내 조직을 생성하고 치유하고 유지하는 데 필요한 영양소뿐만 아니라 매순간 우리 몸이 수행하는 수많은 에너지를 얻는다. 에너지는 우리 몸에 필수불가결한 요소다. 에너지가 넘치면 삶은 훨씬 더 즐거워진다. 에너지가 부족하면 삶은 무기력하게 된다. 에너지가 완전히 소진되었다는 것은 삶이 끝났다는 말이다. 그러나 에너지가 너무 많다고 불평하는 사람은 없다.

에너지는 생명의 정수다. 우리의 가장 귀중한 필수품이다. 에너지 없이 아무것도 할 수 없다. 살아 있는 인체의 모든 활동에는 에너지가 필요하기 때문에 가능한 한 에너지를 보존하고 불필요한 소모를 막기 위해 노력해야 한다. 아침에 잠에서 깨어나면 우리는 그날 필요한 모든 에너지가 충전되어 있음을 알 수 있다. 그 에너지는 자고 있는 동안 축적된 것이다.

그런데 수많은 사람들이 부족해진 에너지를 외부로부터 공급받기 위해서 커피나 콜라 등 카페인이 들어 있는 상품에 의지하고 있다. 하지만 이것들은 진정한 에너지가 아니다. 물론 그것을 마시면 일시적인 기분 상승을 느낄 수 있다. 그러나 그 느낌은 오래 가지 않는다. 에너지가 곧바로 저하되고 사람들은 더욱 강한 자극제를 필요로 한다. 그것은 중독에 가까운 습관이 된다. 단 시간에는 에너지를 주는 것 같지만 궁극적으로는 에너지를 소비시키고 고갈시킨다.

사람의 몸이 그 어느 때보다 많은 에너지를 사용할 때는 소화시킬 때다. 우리는 식사 후 피곤함을 느낀다. 모든 사람이 마찬가지다. 많이 먹으면 먹을수록 그 후에 찾아오는 피곤함은 더욱 커진다. 그래서 많은 사람들이 점심을 먹고 졸거나 낮잠을 잔다.

인간이 겪는 모든 질병은 소화과정과 관련이 있다. 근육통, 루프스, 관절염, 만성피로증후군, 심장병, 암, 당뇨, 두통 등 모두 마찬가지다. 음식물이 위에 머무는 시간이 짧을수록 음식물을 처리하고 장으로 보내는

데 훨씬 적은 양의 에너지가 필요하게 된다.

　우유와 육류가 몸에 나쁜 점은 여러 가지가 있지만 그 중에 제일 큰 것은 위를 지나는데 오랜 시간이 걸린다는 점이다. 즉 에너지를 많이 소모시킨다. 단백질 섭취를 위해 우유와 고기를 먹는 사람들이 많다. 육류와 유제품은 단백질이 많이 함유되어 있어 이것을 위장에서 소화하는 데 오랜 시간과 에너지가 소모된다.

　과일과 야채에는 몸에 단백질을 구성하고 있는 좋은 아미노산이 많이 들어 있다. 이미 아미노산으로 분해되어 있다. 이런 것을 '전소화 되어 있는 영양소'라고 부른다. 과일은 위에서 20분 만에 통과하며 소화에 에너지를 거의 소모하지 않는다.

　이런 단순한 이유로 우유와 육류를 많이 먹으면 날씬해질 수 없다. 에너지를 소모시키는 식사보다는 에너지가 남는 식사를 해야 몸에 독소가 배출되고 건강해지고 날씬해진다.

비만과 질병의 원인은 효소 부족이다　　법칙 9

　의학의 조사(祖師)인 히포크라테스는 화식(火食)이 곧 과식(過食)이라고 했는데 이것은 명언이다. 불을 쓴 음식을 많이 먹으면 쉽게 병에 걸린다는 사실을 기원전 아득한 옛날에 그는 이미 간파하고 있었던 것이다.

우리 몸은 효소를 갈망한다

자신이 먹은 것을 부록 1에 있는 음식일기에 적어 보자.

조리한 음식의 비율이 얼마나 되는가? 음식을 조리하면 효소가 거의 파괴된다. 효소가 파괴되지 않은 음식이 살아 있는 음식이다. 효소를 알면 건강해지고 날씬해질 수 있다.

우리가 신선한 과일과 야채를 먹으면 인체 내에 있는 원래의 효소를 소모하지 않고 소화, 흡수작용을 쉽게 할 수 있다. 이렇게 해서 소화과정에 절약된 효소는 면역력을 높이며 살을 빼는 데 에너지를 활용한다. 이 활동이 촉진되면 체중이 준다.

화식은 바로 질병에 직결된다. 왜냐하면 불은 인간을 비롯한 동물에게 가장 중요한 영양소인 음식의 '효소'를 죽이기 때문이다. 음식을 가열하면 섭씨 54.4도에서 효소가 완전히 죽는다. 효소를 잃은 음식에는 생명력이 없다. 날 깨를 심으면 싹이 나지만 볶은 깨를 심으면 싹이 나지 않는 것은 바로 이 때문이다.

가열한 음식은 조금 표현이 과하지만 '죽은 음식'이다. 질병은 효소 부족으로 말미암아 생긴다. 난치병은 효소의 극단적 부족이 그 원인이다. 효소 부족의 이유에는 여러 가지가 있지만 그 중에서 가장 큰 원인은 '효소를 낭비하는 생활양식'이고, 이 중에서도 가장 큰 원인이 효소가 파괴된 음식을 많이 먹는 잘못된 식생활이다.

효소란 무엇인가?

효소는 단백질이다. 그러나 단순한 단백질이 아닌 생명력을 가진 단백질이다. 효소 없이는 우리는 한 시간도 살아갈 수 없다. 움직일 수도 없고 말도 못하고 듣지도 못하고 독서도 못하며 먹은 음식을 소화할 수도 없다. 우리는 효소 덕택에 살아가고 있다. 효소가 얼마 남지 않은 몸은 힘이 없고 부어 있다.

효소는 특정 '기질'이라는 물질에 작용하면서 특정 화학반응을 진행시키는 놀라운 능력을 지닌 '살아 있는 촉매'다. 보통 1,000만 시간이 걸려야 이루어질 반응을 효소는 불과 1시간~1분 사이에 진행시키는 능력이 있다.

간단히 말해서 효소란 자동차의 배터리와 같은 역할을 하는 물질이다. 다양한 각종 건축 재료를 갖추어 놓고도 목수가 없으면 재료를 써서 집을 세우지 못하듯이 효소란 '목수'와 같은 역할을 하는 소중한 물질이다.

효소의 종류

효소의 종류는 3가지가 있다. 식물효소와 소화효소 및 대사효소이다. 식물효소가 있으므로 퍼런 바나나가 노랗게 익고 사과나 토마토는 빨갛게 여물 수 있다.

이 3종류의 효소 중 소화효소와 대사효소는 사람의 몸 안에서 3,000여 종류가 만들어지는데 그 능력에는 한계가 있어 나이가 먹을수록 그 능력이 떨어져 간다.

효소총량 불변의 법칙

효소는 태어나면서 예치된 은행예금과 같다. 무한정 쓸 수 있는 것이 아니다. 은행에 맡겨논 돈을 다 찾아쓰면 쓸 돈이 없듯이 우리 안에 예치된 효소를 다 소모해 버리면 우리는 죽는다.

일반적으로 노인의 효소량은 유아의 1/100 정도다. 80세 노인의 효소는 25세 청년의 1/30이다. 어린이나 젊은이들이 몸에 나쁜 음식을 먹어도 당장 탈이 나지 않는 이유도 바로 효소가 많이 있기 때문이다. 그러나 효소예금을 마구 꺼내 쓰면 빨리 감소한다. 가공식품보다 많은 과일이나 야채를 먹는 사람은 효소예금의 절약효과로 인해 항상 젊고 에너지가 넘친다.

에너지 저하, 비만, 만성피로, 소화력 저하, 변비, 면역력 저하, 겉늙음, 요절 등 이러한 모든 현상은 예치효소의 고갈로 인한 것이다. 따라서 예치효소를 절약하기 위해 효소를 대량 포함하고 있는 음식인 과일, 야채를 먹는 것이 중요하다.

효소부족은 비만의 최대 원인이다

효소의 부족은 비만과 순환기 질환의 원인이 된다. 비만인 사람의 경우 지방 조직 안에 리파아제 양이 줄어 있다. 리파아제는 인체가 지방을 분해하고 저장하고 분해하는 데 도움을 주는 효소다. 동면 중에 있는 동물들은 잠을 자면서 체중이 줄어들게 되는데, 이것은 리파아제의 활성 때문이다. 리파아제가 없다면 지방은 동맥과 모세혈관 등 다른 기관에 정체되고 축적된다. 일반적으로 비만한 사람의 세포조직(특히 지방조직)에는 리파아제의 활성이 무척 낮게 나타난다. 음식이 조리되면 리파아제가 유실된다.

조리된 음식은 인체 내에서 효소에 의해 분해되어 사용된다. 만약 조리된 음식에 과도한 칼로리가 있다면, 그것은 우리 인체 내에 지방조직으로 축적된다. 이러한 지방조직은 간, 신장, 동맥, 모세혈관에 축적된다.

효소가 없는 음식에 의해 발생되는 인체의 스트레스는 체중의 증가뿐만 아니라 내부기관을 변형시킨다. 열처리되고 정제된 식사는 뇌하수체선의 외관 및 크기에 엄청난 변화를 가져온다. 효소는 호르몬 분비선에 영향을 끼치고 호르몬은 효소 수치에 영향을 준다. 조리된 음식으로부터 기인한 과다 자극으로 췌장과 뇌하수체 분비의 기능은 저하된다. 신체의 기능은 둔화되고 갑상선의 기능도 지치며, 그 결과 체중이 늘어난다.

농부들이 돼지에게 날감자를 먹이면 체중이 늘지 않는다. 감자를 요리하여 먹이면 돼지의 몸무게는 급격히 증가한다. 이것이 효소가 들어 있는 음식과 효소가 파괴된 음식의 차이다.

조리되지 않은, 효소가 파괴되지 않은 음식은 과일, 야채, 견과류 등이다. 단, 토마토와 같이 열을 가해서 먹을 때 몸에 좋은 성분이 많아지는 음식은 날로 먹어도 좋지만 조리해서 먹으면 더욱 효과가 큰 경우도 있다.

사람의 건강과 수명은 잠재효소의 소모도에 반비례한다.

식물효소의 이용을 증가시킨다면 잠재효소의 감소를 막을 수 있다. 생명체인 인간에게 있는 잠재효소는 영구히 만들어지는 것이 아니다. 그 소모도가 곧 생명체의 수명에 큰 영향을 미치는데, 만약 체외에서 효소의 보급이 증가한다면 잠재효소의 감소를 막을 수 있게 된다.

개인차가 있기는 하지만 체내의 효소를 일찍 바닥나게 하느냐 또는 그것을 소중히 아껴 가면서 사용하느냐에 따라서 장수와 건강은 달라진다. 매끼 무엇을 먹느냐가 자신의 수명을 좌우한다.

병이 생기는 것은 그만한 이유가 있다

효소는 알려진 모든 질병과 관련되어 있다. 효소는 우리 몸 속 내분비선의 작동으로부터 면역체계의 원활한 활동에 이르기까지 모든 대사과정에 관여한다. 효소의 저장량이 많을수록 면역력이 높아진다.

비만, 간장병, 고혈압, 동맥경화, 알레르기, 결핵, 당뇨병, 심장병, 류머티즘에 걸린 환자들 대부분에게서 세포 내의 효소 기준이 낮다는 사실이 확인되었다. 음식 알레르기 환자도 혈중효소 기준치가 낮은 것이 발견되곤 한다. 만성질환을 앓고 있는 환자들은 혈액, 오줌, 대변, 조직 내의 효소 농도가 낮다.

야생동물은 산 효소가 듬뿍 들어 있는 '날 음식'을 항시 섭취하고 있으므로 인간을 괴롭히는 심각한 질병이나 만성질병이 없다. 관절통(무릎, 발, 손, 허리, 목)이나 요통, 좌골신경통이나 두통 역시 효소 부족이 원인 중 하나이다. 거의 모든 통증은 장에서 출발한다고 할 수 있는데, 그 최대원인은 효소 부족으로 단백질 분해가 원활치 않자 에너지 회로가 원만히 움직이지 못한 결과 혐기성 회로가 작동한 탓이다.

소화를 돕는 효소가 많이 들어 있는 음식을 많이 섭취해야 한다. 과일과 야채에는 식물효소가 들어 있을 뿐 아니라 이미 분해된 당, 아미노산, 지방산의 '전소화된 영양소'를 가지고 있어 소화에 드는 효소(에너지)가 많이 절약된다.

병에 걸렸으면 먹지 마라

히포크라테스는 이렇게 말했다.

"환자에게 풍성한 음식을 주면, 그것은 곧 질병을 키우는 결과가 된다. 식사를 주지 않으면 질병은 빨리 낫는다."

동물은 다쳤거나 병에 걸리면 조용하고 안전한 장소에서 건강이 회복될 때까지 누워 있는다. 가끔 물이나 마실 뿐 먹지도 않는다. 동물은 이 방법이 치유에 가장 좋은 방법임을 본능적으로 알고 있기 때문이다. 그런데 사람은 병에 걸리면 동물과는 반대로 한다. 병과 싸워야 한다며 없는 식욕에도 칼로리와 영양가 높은 음식을 억지로 먹는다.

우리 몸의 소화작업에는 많은 에너지가 사용되어야 한다. 식사 후에 졸음이 오는 이유는 방대한 에너지를 소비한 우리 몸이 휴식을 바라는 탓이다. 그러므로 병이 났을 때야말로 소화가 잘되는 음식을 섭취해야 한다. 식욕이 없다는 것은 "소화효소를 소비하지 마시오. 지금은 건강회복을 위하여 대사효소를 대량으로 소비해야 합니다."라는 우리 몸의 호소다.

컨디션이 좋지 않거나 병에 걸렸을 때는 먹지 않거나 소화가 잘되고 효소가 많이 들어 있는 음식을 먹어라. 소화기관을 쉬게 해주어야 한다.

파틴저의 고양이

효소와 살아 있는 음식의 중요성을 잘 보여 주는 실험이 있다. 프란시스 파틴저 박사는 10년 동안 900마리의 고양이를 두 집단으로 나누어 한 집단에는 익히지 않고 날 것을, 다른 집단에는 익힌 음식만을 주었다.

그 결과 살아 있는 음식만을 먹은 고양이는 매년 건강한 새끼를 낳았다. 건강 악화, 질병 그리고 조기 사망도 없었다. 사망은 전부 노화로 인한 것이었다. 그러나 같은 음식을 익혀서 먹인 고양이는 현대인이 경험하는 것과 똑같은 심장병, 암, 신장병, 갑상선병, 폐렴, 중풍, 치아 손실, 관절염, 분만의 어려움, 줄어든 성적 관심, 설사, 조급함, 간장 손상, 골다공증을 겪었다. 또한 이 집단의 배설물은 독성이 강해 그것으로 거름을 준 토양에서는 잡초도 자라지 않은 반면, 익히지 않은 음식을 먹은 고양이의 배설물에서는 풀들이 무성히 자라났다. 게다가 익힌 음식을 먹은 고양이에게서 태어난 1세대들은 아프고 비정상적이었으며, 2세대는 선천적인 질병을 갖고 태어나거나 사산되었다. 이어 3대째 태어난 암놈은 대부분이 불임이었다. 파틴저 박사는 같은 실험을 생쥐에게도 해보았는데, 그 결과는 고양이에게 했던 것과 정확히 일치했다.

대부분의 사람들은 살아 있는 음식의 섭취량이 10% 이하이며, 나머지 90%를 효소가 파괴된 음식으로 채운다. 아침 과일 다이어트로 한 끼만 과일로 식사하면 적어도 33%는 효소가 풍부한 살아 있는 음식을 먹는 것이다. 제일 좋은 것은 70% 이상이지만, 처음부터 그렇게 할 수 없다면 점진적으로 비율을 높이며 노력해 가면 된다.

지금 많은 연구가 효소가 파괴되지 않은 '살아 있는 음식'을 먹으면 날씬해지는 것은 물론 많은 병을 예방 및 치유할 수 있음을 보여 준다. 너무나 쉽고 좋은 방법인데 많은 사람들이 등잔 밑이 어두운 것처럼 모르고 있어서 안타깝다.

간식을 먹지 마라   법칙 10

음식을 자주 먹거나 간식을 먹으면 우리 몸의 효소 저장량 수치가 감소되어 체중이 늘어난다. 다음과 같은 실험을 서로 다른 대학에서 했다. 두 그룹의 쥐가 사용되었는데 한 그룹은 매 2시간마다 먹이를 주었고 다른 그룹은 하루에 한 번 먹이를 주었다. 하루에 한 번 먹은 쥐가 17% 더 오래 살았고 체중이 덜 나갔으며 췌장과 지방세포 내의 효소 활성도가 더 높았다.

자주 먹으면 병이 나고 살이 찐다

간식을 좋아하는 사람치고 건강한 사람이 거의 없다. 왜냐하면 소화시키느라고 몸을 혹사시키게 되고, 효소 사용량이 늘어 효소 소모가 많아지는 것이다. 효소가 부족하면 면역력이 떨어진다.

간식을 자주하면 위가 비어 있는 시간이 짧아지기 때문에 위의 기능이 점점 떨어진다. 탄수화물은 위에 1~2시간 동안, 지방과 단백질은 3~4시간 동안 위의 소화액과 섞여 소화가 이루어지며 장으로 배출된다. 음식을 소화시키는 동안 새로운 음식이 위로 들어오면 위는 헷갈린다. 새로운 음식을 위해 소화액을 더 분비해야 하는지, 아니면 먼저 분해한 것을 장으로 보내야 하는지 판단하기 어려운 상황이 된다. 덜 분해된 음식이 췌장으로 가면 췌장에 부담이 되고, 이런 음식물은 알레르기의 주범이 된다.

될 수 있으면 간식을 먹지 않는 것이 좋다. 우리가 수시로 먹으면 내부 기관들이 쉬지 못한다. 일하는 중에 간식을 먹으면 일시적으로 기분이 좋아지는 것처럼 느껴지지만 실제로 일의 능률은 저하된다. 만약 간식을 먹어야 일을 할 수 있다면 이미 병적인 상황이다. 특히 밤에 먹는 간식은 살을 찌게 할 뿐만 아니라 몸의 자율적인 기능을 잃게 하고 몸을 상하게 하고 피곤하게 하게 한다.

좋은 예가 조선시대 왕들의 수명을 보면 잘 알 수 있다. 산해진미를 수시로 먹은 왕들의 평균 수명은 53세였으나 하루 3끼만 먹은 영조는 30년이나 더 살았다. 일찍 죽고 싶지 않다면 간식을 먹지 말아야 한다.

먹는데 성공하는 자가 세상을 얻는다

시험 공부를 하거나 일이 많을 때는 과일만 먹어 보라. 보통 날보다 몇 배의 에너지가 높아질 것이다. 과일은 대표적인 두뇌음식이다. 공부를 많이 해도 운동을 많이 해도 피곤하지 않다.

일이 많은 날 무거운 음식(소화가 오래 걸리는 음식)을 먹어 보라. 딱 이틀만 비교해 보면 그 차이를 알 수 있다. 당신의 몸과 컨디션이 말해 준다.

필자도 예전에 일이 많은 날 에너지를 보충한다고 무거운 음식을 먹었다. 항상 피곤하고 일이 끝나면 병이 나곤 했다. 필자는 일을 많이 해서 피곤한 줄 알았다. 사실은 그게 아니라 음식 먹는 법을 몰랐기 때문이다. 자기 몸의 에너지와 효소 관리하는 법을 몰랐기 때문이다.

공부든 일이든 먹는 데 성공한 사람이 다른 승부에서도 이길 확률이 높다. 필자는 지금은 절대 이전 식습관으로 돌아가지 않는다.

아침은 꼭 과일로 먹기 바란다. 그리고 과일은 공복에 먹어야 한다. 많은 사람들이 과일을 식후에 먹는데, 이것은 잘못된 것이다. 과일은 위 속을 빨리 통과하도록 꼭 공복에 먹어야 한다. 위가 비어 있을 때라면 아무리 많이 먹어도 지장이 없다. 과일을 먹은 후 다른 음식을 먹고자 한다면 적어도 20분은 기다렸다가 먹어야 한다. 이렇게 하면 위에 부담 없이 음식물을 소화 · 흡수하게 되므로 생체대사가 이상적으로 유지된다. 아이에게 어려서부터 과일을 즐겨 먹는 습관을 들여 주면, 자녀에게 가장 좋은 것을 선물해 주는 것이다.

간식은 먹지 않는 것이 가장 좋고, 정 먹는다면 물이나 과일이 좋다.

　　　많이 씹으려고 노력하고 천천히 먹어라

의학박사인 V.G 롯시니는 "잘못된 식사법을 하고 있다면 어떠한 의
사도 못 고친다. 그러나 올바른 원칙에 따른 식사를 하고 있다면 의사는
필요 없다."라고 말했다.

필자같이 먹을 것을 좋아하는 사람은 먹을 때 누가 쫓아오는 사람이 있
는 것처럼 많은 양을 제대로 씹지 않고 빨리 심킨다. 특히 패스트푸드나
가공식품은 잘 씹지 않고 꿀꺽 삼킨다. 입 속에서 잘 씹지 않고 넘기면 타
액과 충분히 섞이지 않기 때문에 소화가 완전히 이루지지 않는다. 타액
속에는 전분 분해효소인 프티알린이 포함되어 있는데, 그것이 충분히 활
용되지 않기 때문이다.

단백질도 잘 씹어서 세분하여 먹지 않는다면 위에서 덩어리를 충분히
분해하지 못하고 장으로 내려간다. 위에서 제대로 소화가 되지 않은 음식
은 장에서 흡수가 잘되지 않는다. 소화가 되지 않은 물질은 장에서 부패
발효되고 장내 환경을 오염시키고 비만과 질병의 원인이 된다.

전국의 초등학생 1,020명을 대상으로 조사한 결과를 보면 저녁식사
를 하는 데 걸리는 시간이 6~10분이라고 답한 학생이 35%, 5분 이내
인 학생은 23.8%에 달해서 절반이 넘는 학생이 10분이 지나기 전에 식
사를 하는 것을 나타났다.

식사시간을 길게 잡을수록 몸에 좋다. 우리가 음식을 먹었을 때 포만감
을 느끼는 것은 시상하부에 자리 잡은 포만중추 때문이다. 식사가 계속
되면 포만중추가 혈당치와 인슐린 분비량을 측정하여 혈당치의 늘어나는

정도에 따라 포만감을 기억하게 된다. 그런데 음식물에 들어 있는 포도당이 혈액 속으로 들어가는 데 걸리는 15~20분 정도의 시간보다 빨리 식사를 끝내 버리면 충분한 양을 먹어도 포만감을 느낄 수 없다. 식사는 끝났지만 포만중추에는 아직 신호가 가지 않았기 때문이다. 뇌가 충분하게 먹은 것을 감지할 때까지는 대략 20~30분이 필요하다. 그 이전에 먹어 치우면 뇌에 신호가 전달되기 전에 필요 이상의 과식을 하게 된다.

식사 간격을 조절하는 것도 중요하다. 식사 간격은 적어도 3시간 이상은 두어야 췌장이 충분히 쉴 수 있다. 3~4시간의 간격을 두는 것이 가장 효과적이다.

개인적으로도 제일 어려운 일이긴 하지만 많이 씹고 천천히 먹어야 날씬해지고 건강에도 좋다.

아이를 위해 좋은 음식을 먹어라　　　법칙 12

아이의 건강은 부모의 식습관에 달려 있다. 아이들은 부모의 식탁에서 먹는 것을 배운다. 성인들도 인류 역사상 그 어느 때보다 더 많은 패스트푸드와 편의식품을 먹고 있다. 과체중 부모는 비만 유전자를 물려주는 것만 아니라 식습관도 물려준다. 유전이 일정한 역할을 하지만 주된 역할은 아니다. 비만의 주된 원인은 유전보다는 '부모에게 학습된 식습관'이다.

소아비만의 가장 큰 원인은 아이들이 먹고 마시는 음식에 있다. 고칼로리, 저영양소 식품을 많이 먹고 고영양소 식품을 적게 먹는 데 있다. 과일, 야채, 견과류 등이 가장 좋은 음식이라는 사실을 가족들이 깨달을 때 각 가정에서는 비만아를 거의 볼 수 없을 것이다. 건강에 좋은 자연음식을 주로 먹는 데 비만이 된다는 것은 말 그대로 불가능하다.

건강에 좋지 않은 식사는 어른의 몸보다는 어린이의 몸에 훨씬 더 큰 위험을 초래한다. 어리면 어릴수록 손상의 잠재성은 그만큼 더 크다. 우리는 아이들에게 이 위험한 세상에서 어떻게 살고 무엇을 먹어야 하는지를 가르쳐야 한다. 부모가 건강한 생활 태도를 가질 때 우리 자신은 물론 아이들도 날씬해진다.

지금 먹은 음식이 후일에 영향을 미친다

일본에서 대장암의 발병률이 높아진 것은 동물성 식품을 많이 먹기 시작한 것과 깊은 연관이 있다. 식이섬유 섭취량이 1947년 하루 27.4g에서 1963년 15.8g으로 급속하게 감소했다. 반면에 지방 섭취는 1950년 18g에서 1987년 56.6g으로 급속하게 증가하였다. 여기에서 중요한 것은 대장암의 증가가 동물성 섭취가 많아지기 시작한 후 23~24년이 지나서 나타난 것이다. 이 예에서 볼 수 있듯이 지금 먹은 음식이 후일에 암 유발이나 우리 몸에 강한 영향을 끼칠 수 있다.

얼마 전 멜라민 파동으로 세계가 떠들썩했다. 그런데 사람들이 잘 모르는 것이 있다. 사람들이 먹고 바로 몇 명 죽는 것보다 더 무서운 것이 있다. 먹은 즉시 아니면 며칠 뒤에 죽거나 어떤 부작용이 일어나면 바로 손

해배상도 청구할 수 있고 다른 사람이 그 음식을 먹지 않게 된다. 그런데 10년이나 20년 뒤에 나타나는 부작용은 증명하기도 힘들고 보상받을 수도 없고 심지어 원인도 모를 수 있다. 그래서 즉각적으로 나타나는 독성보다 '만성독성'이 더 무서운 것이다.

특별히 아이들은 가장 안전한 식품을 먹어야 한다. 우리의 아이들은 우리보다 훨씬 더 많은 시간을 이 세상에서 살아야 하기 때문이다.

아이들은 "좋은 음식을 먹어라."는 부모의 말보다 부모가 무엇을 먹는지 행동을 보고 배운다. 우리 아이들을 위해서라도 부모는 과일과 야채를 많이 먹어야 한다.

초기 3주간(21일)에 집중하라　　　법칙 13

어떤 일이든 간에 평소에 익숙한 습관을 바꾸는 데는 상당한 심리적, 외관적 저항이 따르고 큰 노력이 든다. 하지만 21일간을 반복해서 실행한다면 습관이 된다. 인간의 혓바닥에 있는 미뢰세포(미각을 느끼는 부위)는 21일간의 주기로 교체되므로 21일간 먹는 음식을 바꾸면 세포조직이 교체되어 이제까지 맛있다고 느끼는 것들이 맛있다고 느끼지 않게 된다.

다이어트나 식습관을 바꿀 때는 느슨한 마음으로 하는 것보다는 초기에 절박하게 하는 것이 좋다고 한다. 초기 3주 동안 열심히 해보라.

우리의 잠재의식은 매우 영리하다. 퇴로가 있으면 싸우다가 그 길을 찾아가 버린다. 인생에서 성공 요령중 한 가지는 퇴로를 없애 버리는 것이다. 영어로 "Burn your bridges!(다리를 태워라!)"라는 말이 있다. 원래 이것은 전쟁에서 쓰는 표현이다. 다리를 태워 버린다는 것은 '후퇴란 없다. 여기서 뼈를 묻는다.'라는 뜻으로 '물러서지 마라. 후퇴는 없다!'는 것이다. 죽을 각오로 덤빈다는 뜻이다.

무슨 일이든 마음먹기 나름이다. 식습관을 바꾸는 것은 쉽지 않지만 그 열매는 아주 유익하다. 죽을 결심으로 3주간 아침을 과일만 먹어 보라.

건강하고 날씬하고 에너지가 충만한 삶!

생각만 해도 너무 신나지 않은가?

법칙 14 　　　전자레인지를 쓰지 마라

어느 가정에나 부엌에 있는 전자레인지는 이 세상에서 가장 위험한 조리기구다. 전자레인지는 저에너지를 방출하는 박스다. 영어로 하면 전자레인지는 '마이크로웨이브 오븐(microwave oven)'이라고 한다. 마이크로웨이브는 초단파로서 저레벨 방사선이다. 전자레인지는 전자파가 그 진동에 의해서 마찰을 일으켜 열을 만들어 내는 조리기구인데 문짝과 밀봉재에서 방사선이 새어나오므로 매우 위험하다.

전자레인지는 식품에 포함된 영양을 대량으로 파괴할 뿐 아니라 우리 몸에 여러 가지 해를 준다. 전자레인지로 야채는 97%의 파이토케미컬이 없어지는데, 보통 데운 경우 66%, 압력솥은 47%, 찐 경우에는 11%밖에 상실되지 않는다.

또한 전자레인지는 식품 분자 구조에 현저한 변화를 일으키고 비타민, 미네랄, 필수 지방산 등의 60~90%가 파괴된다. 우리 몸에 가장 중요한 효소는 완전히 파괴되고, 랩과 종이접시를 넣으면 발암물질이 음식에 섞일 확률이 높아진다. 물마저도 뜨겁게 데우면 분자 구조가 변화되어 곡물의 발아가 되지 않는다.

전자레인지의 전자파는 식품 속에 방사선 분해 화합물이라 불리는 자연계에서는 볼 수 없는 이상한 핵융합 물질을 형성하는데, 이 물질이 우리의 후손들에게 어떤 영향을 줄지는 아무도 모른다. 될 수 있으면 음식을 조리할 때 전자레인지를 쓰지 마라.

손과 이를 잘 닦아라 　　　　법칙 15

사람들은 약을 칼같이 먹고 주사는 꼬박꼬박 맞으면서 손 씻기와 양치질을 게을리 하는 경우가 많다.

손은 질병의 온상이다. 온갖 것을 만지는 손은 우리 몸 중 각종 유해세균과 가장 많이 접하는 기관이며 가장 거대한 병균창고이다. 유니세프에 따르면 화장실을 다녀오고 나서 비누로 손을 씻으면 설사병의 44%, 호흡기 감염병의 30%를 줄일 수 있다고 한다. 또한 질병의 70%는 손을 통해 병이 전염된다.

외출 후, 화장실 이용 후, 식사 전 후, 아기의 기저귀나 애완동물이나 쓰레기를 만졌을 때, 오래된 책이나 돈을 만진 후, 컴퓨터의 키보드나 마우스, 전화기, 장난감 등을 만진 후에는 반드시 비누로 10초에서 15초간 손을 씻는 습관을 들이면 좋다.

양치질만 잘해도 7년 싶어진다

이만 잘 닦아도 세균이나 바이러스 걱정을 하지 않아도 된다. 입은 소화의 첫 단계가 일어나는 곳이다. 사람의 입속에는 700여종의 박테리아가 사는데, 이것은 대변 속의 세균보다 많은 수이다. 뉴질랜드의 오탁 대학 연구진은 구강 내부 감염으로 발생한 변종의 단백질이 혈관에 들어오면 면역체계가 혼란을 일으키고, 이것 때문에 백혈구 세포가 쌓이면서 동맥경화가 진행된다고 보고하였다. 입안이 불결하면 심장병이 발생 할 수 있다는 것이다. 이스라엘의 텔아비브 대학의 연구팀에 의하면 하루 3회 양치질을 하면 폐렴 발병을 50%가량 줄일 수 있다고 한다.

손과 이만 잘 닦아도 많은 병을 예방할 수 있다.

| 법칙 16 | 코로 숨을 쉬고 복식호흡을 하라 |

입으로 호흡하는 것은 만병의 근원이다.

포유동물의 호흡기관은 코다. 그러나 인간은 말을 하게 되면서 코와 연결된 입으로도 호흡을 할 수 있게 되었다. 공기 중에 떠다니는 먼지나 세균으로부터 인체를 보호하는 방위 기능은 코에 있다. 콧구멍 안쪽에 있는 비점막에는 가는 섬모가 융단처럼 촘촘히 나 있는데, 이곳에서 늘 점액을 분비하여 외부에서 들어오는 이물질을 걸러낸다. 입으로 호흡을 하게 되면 콧물, 눈물이 말라 버려서 세균에 대한 방어력이 떨어진다. 입은 호흡기가 아니라 본래 음식물이 지나가는 길이다.

입으로 호흡하는 사람의 특성 및 자가증세

- 감기나 편도염에 자주 걸린다.
- 잠을 자도 피로가 풀리지 않는다.
- 입술이 까치까칠하고 두껍다.
- 한쪽으로만 씹는다.
- 천식, 아토피, 알레르기, 생리통
- 어깨 결림, 요통, 두통, 편두통
- 아침에 일어났을 때 목이 아프고 입이 바싹 마른다.
- 먹을 때 소리를 낸다.
- 코를 골거나 이를 간다.
- 저체온

코로 호흡하는 습관이 면역력을 높인다

코로 공기를 천천히 빨아들여서 신선한 산소를 충분히 폐까지 보내고, 이를 다시 코로 천천히 뱉어 내면 부교감신경 우위 상태가 되어 긴장이완 효과가 나타나며 우리 몸의 면역력이 높아진다.

복식호흡은 간단히 말해서 숨을 들이마실 때 배가 나오는 호흡법이다. 이와 반대로 숨을 들이쉴 때 배가 들어간다면 흉식호흡을 하고 있는 것이다. 흉식호흡은 얕고 빠른 호흡, 복식호흡은 숨을 깊게 충분히 내쉬는 호흡법을 말한다.

호흡이 얕으면 산소가 부족해진다. 깊고 느리고 고른 호흡을 하면 심폐기능이 좋아지고 체지방을 감소시켜 다이어트에 효과가 있다. 복식호흡은 스트레스를 풀어주고 집중력을 향상시키며 불면증, 우울증 치료에 효과가 크다. 또한 복식호흡은 콜레스테롤을 감소시켜 심혈관 질환을 예방하고 혈압을 떨어뜨려 고혈압 치료에 효과가 있다. 복식호흡을 하면 면역력도 높아지고 머리도 잘 돌아가고 마음도 평안해진다.

즉 우리는 호흡만 잘 해도 건강하고 날씬해질 수 있다.

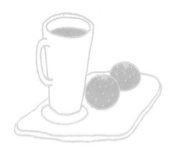

3부

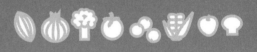

먹을수록 좋은 음식
먹지 않을수록 좋은 음식

내가 먹은 음식과 관련이 많은 병

예전에 성인병이라고 부르던 병을 이제는 생활습관병 혹은 식원병(食原病)이라 부른다.

요즘 자주 걸리는 병들이 어른이 되면 자연히 생기는 병이 아니라 생활습관이나 먹는 음식이 원인이 되어서 생기는 병이기 때문이다. 따라서 요즘은 어른만이 아니라 음식을 잘못 먹으면 아이들도 다음과 같은 병들이 걸린다.

이제 음식을 잘못 먹으면 어떤 병이 걸리나 알아보자. 아마 여러분들이 잘 알고 있는 병일 것이다. 심장병만 해도 100여년 전 의과대학 학생들이 심장병으로 죽은 사람을 임상용으로 구하려면 10년 정도를 기다려야 하는 희귀병이었는데 지금은 사망 원인 1위의 병이 되었다.

어떻게 그렇게 증가하였을까? 그리고 왜 계속 증가하고 있는가?

이는 우리의 식단과 무관하지 않다.

(1) 심장병

돌연사의 대부분 심장질환에 의해 발생한다. 심장질환은 한국인 10대 사망원인 중 암과 뇌혈관 질환 다음으로 많다. 하지만 최근 들어 가장 빠른 속도로 증가하고 있다. 대표적인 심장병인 관상동맥 질환의 경우 지난 20년 사이 무려 10배나 증가했다. 미국의 경우 심장질환은 사망원인 중 부동의 1위를 차지하고 있다.

심장이 멈추면 삶도 멈춘다

심장병은 심장 자체 또는 심장으로 흐르는 동맥혈관이 막혀 혈액이 뭉치거나 정지되어 산소와 영양 공급이 잘되지 않아서 일어난다. 혈관이 차단되면 자연히 피 속에 녹아 있는 산소와 영양소 공급이 정지되고, 그리하면 심장을 구성하고 있는 세포가 질식하고 굶어 죽게 되니 전체 심장의 기능이 멈추게 된다. 이것을 심장마비(heart attack)라 부른다. 심장질환에서 혈액에 콜레스테롤과 호모시스틴이란 물질의 함량이 높아지면 높아질수록 심장병에 걸릴 위험이 높아진다. 콜레스테롤도 호모시스틴도 다 육식을 많이 할 때 몸속에 생긴다.

갑자기 심장질환으로 죽는다고 해도 하루아침에 생긴 것이 아니고 젊어서부터 키워 온 병이다. 젊어서부터 항산화제를 제때 공급하지 않고 나쁜 생활습관으로 살아온 결과다.

심장병에 좋은 음식은 무엇이 있을까?

먼저 과일과 야채이다. 과일과 야채는 영양소와 섬유소가 많고 칼로리가 낮아 심장병, 뇌졸중, 고혈압 예방에 좋다. 이 밖에도 현미와 같이 도정하지 않은 곡류와 오메가-3가 심장병 예방에 좋다.

오메가-3는 다이어트에도 좋고 머리에도 좋지만 심장에도 좋다. 오메가-3 지방산을 매일 섭취하면 혈압이 잘 조절되고 호모시스틴의 양도 줄어든다. 그리고 혈관벽도 튼튼히 보호하고 LDL은 줄이고 HDL은 높이며 콜레스테롤의 산화를 방지하여 동맥경화를 예방한다. 오메가-3는 당뇨병 환자의 혈당 조절에도 유익하다.

그러나 육류, 내장류, 햄, 베이컨, 소시지 등은 심장에 해로운 음식들이다. 달걀 노른자 등 콜레스테롤 함유가 많은 음식도 심장에 좋지 않고, 트랜스 지방이 들은 가공식품과 초콜릿, 커피 프림, 라면, 과자와 빵도 심장에 좋지 않은 음식이다. 저녁 늦게 먹는 간식도 심장에 큰 부담을 준다.

(2) 고혈압

우리나라 국민 3명 중 1명은 뇌졸중 및 고혈압성 심장질환 등 고혈압 합병증으로 죽는다. 북아메리카에서 고혈압 환자들이 쓰는 약값만 해도 연간 100억 달러가 넘고, 앞으로 5년 동안 배가 증가할 것으로 본다. 치료비는 많이 쓰고 있지만 효과를 보는 환자의 수는 27% 정도다.

고혈압은 몸 안에 넣고 다니는 시한폭탄이다

고혈압은 수도관에서 수압이 계속 증가하여 수도관이 감당하지 못하게 되는 현상과 비슷하다. 약으로 혈압을 조절할 수는 있으나 완전한 치료약은 없다. 복용을 중지하면 다시 원상 복귀된다.

식이요법이 가장 좋은 방법으로 알려져 있다. 체중 감량이 혈압을 낮추는 데 매우 효과적이다. 한 연구 결과에 의하면 비만 환자가 체중의 10% 이상을 줄이면 수축기 혈압과 확장기 혈압이 각각 6.5mmHg, 6.9mmHg씩 낮아지는 것으로 나타난다.

식이요법과 적당한 운동으로 혈압을 40%나 줄일 수 있다고 한다. 고혈압 식이요법 중 가장 중요한 점이 염분의 섭취량을 줄이는 것이다. 염분의 섭취가 많으면 우리 몸의 나트륨 농도가 높아진다. 체액의 균형을 조절하려는 나트륨은 수분을 끌어당겨 저장하려는 성질이 있어서 염분을 많이 섭취하면 혈액의 부피가 커지고 혈관이 압력을 받게 되어 혈압을 상승시킨다. 따라서 짜지 않게 음식을 먹는 것도 혈압을 줄이는 것이다. 술을 줄이는 것도 중요하다. 그리고 칼슘, 마그네슘, 칼륨과 같은 미네랄과 비타민A와 C와 같은 비타민이 부족해도 혈압이 올라간다. 항산화제의 결핍으로 산화 부담이 증가할 때도 고혈압 증상이 나타난다.

혈압이 높은 사람은 하루 소금 섭취를 2g 이하로 줄이고 바나나와 같이 칼슘이 많은 음식을 많이 먹고 오메가-3 지방산을 많이 섭취하라. 하루에 적어도 50g 이상의 섬유질을 섭취하고 마가린과 같은 트랜스 지방의 섭취를 피하는 것이 좋다.

신선한 과일과 야채를 먹는 것도 중요하다. 과일과 야채 속에는 칼륨이 많이 들어 있는데 혈압을 떨어뜨리는 작용을 한다. 뿐만 아니라 과일과 야채에 들어 있는 섬유소는 혈압을 상승시키는 변비를 예방하기 때문에 고혈압에 여러 가지로 도움이 된다. 고혈압에 좋은 과일로는 수박, 참외, 메론 등이 있다. 메밀도 혈관 건강에 도움이 된다. 메밀에 함유된 루틴이란 성분이 모세혈관을 강화하고 혈압을 낮추는데 효과가 크다.

(3) 암

현재 우리나라 사람들의 사망 원인 1위는 암이다. 1983년부터 부동의 1위를 차지하고 있는데, 2위인 뇌혈관 질환의 세 배 가까운 수치이다. 미국에서는 지난 20년간 250억 달러를 암 연구에 투자했으나 전세계적으로 암에 의한 사망률은 점점 늘어가고 있다.

대한민국 부동의 사망 원인 1위, 암

암은 발견이 늦으면 늦을수록 생존 가능성은 낮아지고 환자의 고통과 가족의 경제적 부담은 그만큼 커질 수밖에 없다. 암은 특히 치료보다는 예방이 중요하다. 항산화제가 풍부한 과일과 녹색 야채를 많이 섭취한 사람은 종류에 관계없이 암 발생률이 적다. 우리 몸의 세포들은 영양 환경 여건만 좋으면 스스로를 치유하는 놀라운 능력이 있다. 약물과 방사선 치료는 암세포만 죽이는 것이 아니라 정상세포도 함께 죽여 면역력을 떨어뜨린다. 암 자체보다는 약물과 방사선 치료의 충격 때문에 죽는 환자가 더 많다.

암 환자 한 명이 온 집안 거덜낸다

암이 두려운 것은 사망률 1위 때문만이 아니라 막대한 치료비로 환자와 가족들이 이중고에 시달리기 때문이다. 건강보험에서 암 진료비를 지원하고는 있지만 특별검사비와 고가의 항암치료제 등은 모두 환자 본인 부담이다.

암환자 본인 부담 진료비를 180일 기준으로 보면 간암 4140만 원, 위암 2400만 원, 폐암 1920만 원, 유방암 1500만 원, 대장암 1100만 원 순이다. 이 외에 각종 검사비와 항암제 등 보험혜택이 주어지지 않는 부수 진료비를 더하면 실제 병원비는 2~3배에 이른다고 한다.

면역력을 높이는 것, 이것이 암 예방과 치료의 최선책

암이 걸리는 가장 큰 이유는 우리 몸의 면역체계가 무너졌기 때문이다. 우리 몸은 자체 면역력을 통해 비정상적인 세포 발생을 미리 알아내고 제거하는 탁월한 능력이 있지만, 각종 환경적인 요인으로 자신의 면역력을 떨어뜨리고 있는 것이 날로 암이 증가하는 가장 큰 요인이다.

암 예방과 치료에서 가장 중요한 것이 생활습관을 바꾸는 것이다. 금연, 금주, 주 5회 운동, 스트레스와 짠 음식과 탄 음식을 피하고 과일과 야채를 충분히 먹는 것 등 좋은 습관을 갖도록 노력하자.

(4) 당뇨병 - 21세기 신재앙

전 세계 당뇨병 환자는 1억 7,000만 명으로 추산된다. 그런데 조만간 2배로 늘어날 전망이다. 이것은 일본과 인도네시아의 인구를 합친 것과 맞먹는 숫자다. 미국의 경우 지난 30년간(1970~2000년) 무려 5배나 증가했다. 우리나라 또한 당뇨병 환자가 500만 명이고, 당뇨병의 전단계인 공복혈당장애까지 합하면 1,000만 명에 달한다. 5명 중 1명이 당뇨병 환자인 것이다.

당뇨병에 걸린 성인 환자 80% 이상이 심장병, 각종 암 등 다른 성인병의 합병증으로 죽는다. 당뇨병은 고혈압, 동맥경화증, 신장병, 시력장애, 자가치유능력 상실 등으로 작은 상처를 입어도 치유되지 않아 결국 팔다리를 절단하는 경우가 많다.

당뇨병의 원인과 치료법이 아직 확실하지 않지만 우리가 매일 먹는 음식과 식습관에 직접적인 관계가 있다. 당뇨병은 하루아침에 생긴 병이 아니다. 적어도 10~15년 간 잘못된 식습관이 조금씩 쌓여서 생긴 병이다.

세종대왕도 당뇨병에 걸렸다

세종대왕도 당뇨병을 앓았던 사실을 아는 사람은 많지 않다. 세종대왕은 식성이 좋아 하루에 네끼를 먹었고 육식을 즐겨 먹어 밥상에 고기반찬이 없으면 수저를 들지 않았다고 한다. 운동도 좋아하지 않고 뚱뚱해서 《세종실록》에 보면 "주상이 몸이 날로 비대해지니"라는 표현이 자주 등장한다. 이런 식생활 덕에 세종대왕은 지금의 당뇨병에 해당하는 소갈증을 앓았다. 《세종실록》에 따르면 세종대왕은 말년에 거의 보이지 않을 정도로 시력을 잃었고 옆구리에 종창이 나서 한자리에 오래 앉아 있지 못했다고 한다.

당뇨, 초기에 잡아야 한다

당뇨병은 혈액 속의 포도당을 일정하게 유지시키는 인슐린의 분비량이 부족하거나 제대로 기능하지 못해 혈중 포도당이 높아져 발생한다. 포도당이 너무 많아 소변으로 흘러넘치게 된다. 그 소변을 누가 찍어 먹어 보니 달짝지근하다 해서 '단 오줌병' 즉 당뇨병이라고 이름이 붙었다.

당뇨병은 주로 비만인 사람들에게 많다. 그 이유는 분명하지 않지만 체중과다는 몸의 당 대사를 방해하는 것으로 보인다. 당뇨병 환자의 85%가 이전에 비만이었다고 한다. 당뇨병을 예방하고 치유하려면 복부 비만을 해결해야 한다.

당뇨의 대표적인 증상은 많이 마시고 많이 먹고 많이 배출하는 다음, 다식, 다뇨의 3다 현상이다. 당뇨환자들이 갈증이 나는 이유는 소변으로 포도당이 빠져 나가는데, 그때 물이 같이 나가게 되므로 소변의 양이 많아져 혈액 내 수분이 모자라기 때문이다. 당뇨병 환자가 물을 많이 먹으면 좋지 않다고 해서 참는 경우가 있는데 물은 언제나 충분히 마셔야 한다. 일단 물을 마셔 혈당을 낮추어 주는 것이 좋다.

당뇨에 좋은 음식은 무엇일까?

우리가 즐겨 먹는 간식과 당뇨는 밀접한 관계가 있다. 우리가 간식으로 먹는 과자, 사탕, 음료수 등이 혈당지수(Glucose Index)가 높은데 혈당지수가 높은 것을 많이 먹으면 인슐린을 분비하는 췌장이 피곤하고 망가져 결국 인슐린 저항성이 생기고 당뇨병에 걸리게 된다. 과일과 야채, 현미나 통밀과 같은 정제하지 않은 탄수화물은 혈당지수가 낮아 당뇨병 예방과 치료에 좋다.

마그네슘은 몸 안에서 효소들과 산성을 조절하는 중요한 역할을 하는 미네랄인데, 당뇨병 환자들은 이 미네랄이 결여되어 있다. 마그네슘을 많이 섭취하면 당뇨와 비만 해소 및 심장질환이나 망막 증상을 예방할 수 있다. 마그네슘이 많은 음식은 정제하지 않은 곡물류와 감자, 고구마, 호두, 녹색 야채 등이다.

당뇨에는 수용성 섬유질이 많은 음식이 좋다. 수용성 섬유질은 몸에 나쁜 저밀도 콜레스테롤을 낮춰 주고 혈당을 안정시켜 준다. 콩, 버섯, 미역, 다시마, 보리, 과일과 야채 등이 좋다. 우리가 매일 먹는 김치는 훌륭한 수용성 섬유질 식품으로 당뇨에 좋다.

(5) 골다공증

골다공증이란 뼈의 단위 용적 내의 골량 감소를 초래하여 경미한 충격에도 쉽게 골절을 일으키는 질병으로 말 그대로 뼛속에 구멍이 많아져서 골밀도가 저하된 상태를 말한다. 골다공증은 심하면 척추 뼈가 부스러지면서 참기 어려운 고통을 준다. 심한 경우 100% 남의 손에 의존해서 생활해야 하는 아주 무서운 병이다.

뼈의 노화, 골다공증

골다공증은 그 자체는 겉으로 증상이 잘 나타나지 않는다. 그래서 '조용히 찾아오는 살인자'라는 별명이 붙었다. 심한 경우 작은 충격에도 뼈가 부스러진다. 골다공증의 원인은 분명하지 않지만 성호르몬의 결핍과 비타민 D와 칼슘 부족 등으로 추정된다. 다른 요소로는 노령, 여성, 운동 부족, 비만, 흡연, 칼슘 결핍, 폐경, 난소 절제 등이다.

골다공증에 좋은 음식은?

뼈에는 신진대사를 충족시켜 주는 적절한 영양 공급이 항상 필요하다. 뼈에 좋은 대표적 음식은 콩이다. 콩 속에는 이소플라빈이란 성분이 많이 들어 있는데 이것은 뼈를 튼튼하게 해준다. 호두와 땅콩 등 견과류도 뼈에 좋다. 특히 견과류에 많이 들어있는 마그네슘은 칼슘의 흡수를 돕는 미네랄이다. 칼슘 섭취를 위해 우유와 유제품보다는 과일과 야채를 많이 먹어야 한다.

뼈에 안 좋은 것으로는 술, 커피, 소금, 설탕 등이다. 이들은 모두 칼슘 배출을 촉진시켜 골다공증을 악화사킨다. 콜라와 같은 청량음료도 그 안에 참가된 인이 칼슘의 배출을 촉진시켜 골다공증의 원인이 될 수 있다.

(6) 신경통과 관절염

뼈와 뼈가 서로 접촉하는 관절은 연골조직으로 되어 있다.

관절염은 이런 연골조직이 노화 및 퇴폐로 인해 뼈와 뼈가 직접 접촉하여 통증이 생기는 아주 괴로운 병이다. 이 병으로 인해 생명 단축은 없지만 대단히 참기 힘든 통증을 견디며 살아야 한다.

불행히도 신경통에는 치료약이 없다. 고통이나 붓기를 덜어 주는 해열제나 진통제인 아스피린과 타이레놀이 고작이다. 글루코사민을 섭취하면 연골신진대사가 원활해지고 파괴되었던 연골이 재생되는 효과가 있다.

생선유 혹은 오메가-3 지방산을 장기 복용하면 염증반응을 일으키는 물질이 줄어들어 류머티즘성 관절염 예방 치료에 효과가 있다. 항산화제와 오메가-3 지방산을 함께 먹으면 더 좋다. 천연 항산화제가 많이 들어 있는 음식은 과일과 야채다.

(7) 만성피로

만성피로는 원인을 모르는 문화병이다. 이것은 전신이 쑤시거나 또는 온몸이 맥이 없이 노곤하거나 매사가 귀찮은 증상이 나타난다. 이 병은 20대 청장년층으로부터 노년층까지 널리 분포되어 있다. 만성피로증 환자들의 50~60%가 심한 우울증으로 악화되는 경우가 많다.

만성피로가 있는 사람은 관절염과 근육통을 같이 가진 경우가 많다. 이런 종류의 증상을 자가면역장애증이라고 부른다. 이것들의 공통점은 원인과 치료방법이 잘 알려지지 않았으며, 단지 증상을 잠재우기 위해 약을 투여한다는 것이다.

만성피로의 가장 좋은 치료법은 식이요법이다. 아침 과일 다이어트가 좋은 치료법이다. 항산화제가 풍부한 과일을 매일 아침 먹고 자주 먹으면 만성피로는 조용히 물러간다.

(8) 노화

인간은 늙어감에 따라 많은 생리적 변화가 생긴다. 우리 몸의 세포가 노화되면 세포의 양이 현격히 줄어든다. 그 결과 그만큼 필요한 열량도 감소된다. 10년 늙어질 때마다 몸에 필요한 열량이 약 100kcal씩 감소한다. 열량 섭취가 감소됨에 따라 음식 섭취량도 줄어든다. 자연히 필수 영양소의 결핍증을 가져온다.

사람이 나이가 들면 뼈의 질량이 줄어든다. 뼈의 마디마디가 압축 축소

되고 키도 허리도 줄고 굽어진다. 햇빛을 받아 생성되는 비타민 D의 양도 줄어들고 칼슘 섭취도 원활치 않게 된다. 그래서 노화는 골다공증을 동반하는 경우가 많다.

젊어서부터 육식 위주로 식사한 사람은 동맥경화가 찾아 올 확률이 많다. 또한 나이가 들면 눈이 어두워지고 시력을 잃어간다. 젊어서부터 색깔 있는 과일이나 야채에 많은 베타카로틴이나 루틴 같은 항산화제를 다량 섭취한다면 노화를 지연시킬 수 있다.

(9) 치매

치매란 기억기능, 생각과 표현능력이 서서히 상실되어 가는 병으로 행동거지가 자연스럽지 못하고 침울한 성격으로 발전하여 사회생활 기능을 완전히 잃게 되고 본인은 물론 가족까지 큰 슬픔을 주는 치명적인 병이다. 그동안 누구나 나이 들면서 앓게 되는 퇴행성 질환으로 알고 있었지만 최근에는 20~30대 조기 치매 환자들이 늘어나고 있다. 스트레스에 따른 신경학적 충격과 심신의 불균형이 그 원인이다.

미국의 레이건 대통령도 은퇴 후 얼마 되지 않아 치매로 세상과 단절되고 사랑하는 부인 낸시여사도 알아보지 못하고 어둠과 혼돈 속에 10년을 고생하다가 고독하게 세상을 떠났다.

치매에 걸리게 되면 두뇌의 기능이 저하되어 세상과의 관계가 단절되고 인간의 존재 의미를 상실하게 된다. 매일 먹는 식사를 통해 뇌세포의 건강과 기능을 보호 유지시켜 치매를 예방하는 것이 최선이다.

불행한 것은 치매환자로 진단됐을 때 이미 80% 이상의 뇌세포가 파괴된 상태이므로 치료가 쉽지 않다는 것이다. 그래서 젊었을 때부터 좋은 음식을 먹는 것이 중요하다.

과일과 야채 속에 이미 준비된 다양한 종류의 천혜의 항산화제를 젊어서부터 섭취하라. 이것이 치매와 알츠하이머증 등 뇌질환의 최대 예방법이다.

(10) 천식

천식이란 코, 기관지, 폐의 공기가 통과하는 기도가 막히고, 이에 따른 호흡곤란으로 산소공급이 부족하여 생기는 증상을 말한다. 어린이 천식도 날로 증가일로에 있다. 이 병은 인종, 연령, 남녀를 불문하고 생기는 병이다.

천식에 걸리기 쉬운 원인으로는 선천적인 유전과 환경오염이다. 천식으로 고생하는 환자들을 상대로 실험한 것을 보면 기관조직 상피 점막액 속에 비타민 C나 비타민 E 또는 베타카로틴과 같은 항산화제의 축적량이 정상인에 비해 월등히 결핍되어 있다. 그리고 항산화제 적정량을 공급해준 즉시 정상치로 회복되었다.

약으로 치료하는 것은 순간의 고통을 줄이는 것에 불과하지만 영구치료는 항산화제 공급으로 자가치유능력을 회복시키면서 면역기능을 올리는 것이다.

(11) 알레르기

우리 몸의 면역체계는 외부에서 세균이나 이물질이 들어왔을 때 이를 무력하게 하기 위해서 항체를 만들어 낸다. 면역체계의 이상이 생기면 항체를 항원보다 더 만들어 내는데, 이 남아도는 항체가 일으키는 것이 알레르기 반응이다.

아이들의 면역체계는 아직 미성숙하다. 어른보다 쉽게 감기에 걸리고 화학물질이나 소화되지 않은 단백질에 민감하게 반응한다.

면역체계를 좋게 하려면 단백질에 대한 생각을 바꿔야 하고 위장의 소화·흡수 능력이 좋아지게 노력해야 한다. 면역세포가 일을 잘하기 위해서는 혈당이 안정적으로 공급되어야 하고 체액이 알칼리성을 유지해야 하며 효소를 잘 만들 수 있도록 비타민과 무기질을 충분히 섭취해야 한다.

위장 관리가 잘되지 않고 장의 기능이 제대로 작용되지 않아서 덜 분해된 단백질이 흡수되면 면역체계를 자극한다. 이것이 알레르기를 일으키는 가장 근본적인 원인이다.

우유의 카제인 단백질, 밀가루의 글루텐 단백질, 달걀의 알부민 단백질은 거대 단백질로 가장 많은 알레르기를 일으키는 단백질이다. 지금 아토피 피부염이나 알레르기 천식과 비염을 앓고 있는 사람들은 우유나 달걀, 밀가루 음식, 고기와 생선 등은 될 수 있으면 피해야 한다.

소화가 오래걸리는 음식보다 빨리 되는 음식은 면역력을 높여 많은 병을 예방 치유해 준다.

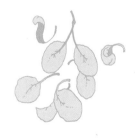

먹을수록 좋은 음식

(1) 야채

대부분의 야채들은 칼로리당 영양소가 높고 필수아미노산이 풍부하다. 녹색야채는 모든 식품 중에서 가장 영양밀도가 높다.

영어로 샐러드(salad)란 녹색야채와 허브를 가리키는 말인데, 어원은 라틴어 'salt' 즉 미네랄 염류에서 왔다. 녹색야채에는 나트륨뿐만 아니라 칼륨염, 칼슘염, 마그네슘염 등 체액과 땀의 중요한 성분이 풍부하게 포함되어 있다. 이 미네랄염들은 체액 속에 녹아 몸이 체액의 pH 균형을 유지하고, 신경 전달, 근육 수축 등의 작용을 이룩하는 데 기여한다.

우리 몸의 pH 균형을 유지하기 위해서는 이 미네랄염들을 가열하지 않은 신선한 샐러드에서 풍부하게 섭취해야 한다. 미네랄을 풍부하게 섭취하지 않으면 우리의 몸은 살찔 뿐 아니라 정상적으로 작동하지 않는다.

뽀빠이는 옳았다

소는 근육을 만들기 위해 다른 소를 먹지 않는다. 소는 풀을 먹는다.

그런데 사람들은 단백질 섭취를 위해서는 동물성 식품이 필수적이라고 생각한다.

포화지방 같은 위험하고 암을 촉진하는 물질을 피하는 동시에 충분한 양의 단백질을 섭취하는 방법은 의외로 간단하다. 더 많은 식물성 단백질을 섭취하는 것이다. 과일과 야채를 먹는 것이다. 과일 다음으로 좋은 것은 야채다. 물론 신선하고 익히지 않은 것이 훨씬 더 좋다.

어릴 때 즐겨보던 만화 〈뽀빠이〉에서 악당에게 얻어맞던 뽀빠이는 시금치를 먹고 힘을 내어 악당을 혼을 내곤했다. 뽀빠이는 고기나 우유를 먹고 힘을 내지 않았다. 뽀빠이는 옳았다.

면역력과 저항력을 높여 주는 **당근**

당근은 우리 몸을 따뜻하게 해준다. 따라서 허약하고 무기력하고 감기에 잘 걸리고 위장과 간장이 약하고 식욕이 없고 눈이 침침하며 치아와 뼈가 약하고 점막의 저항력이 떨어질 때 당근을 먹으면 좋다.

비타민 A가 베타카로틴의 형태로 풍부하게 들어 있는 당근은 샐러드나 기타 여러 가지 음식에 부재료로 많이 쓰인다. 당근은 비타민 A와 B, 칼슘, 섬유질의 함량이 높으며, 칼륨, 마그네슘, 철분도 골고루 들어 있어 변비 개선과 여성들의 피부 미용식으로도 인기가 있다.

당근 즙을 마시면 근시, 노안, 야맹증과 같은 시력장애가 개선되며 각종 세균의 침입을 막을 수 있다.

노폐물을 제거시켜 주는 **오이**

상큼한 향이 좋은 오이는 90% 이상이 수분으로 이루어진 대표적인 여름 야채다. 비타민 A와 C, 미네랄이 풍부한 알카리성 식품으로 여성들의 피부미용 재료에 가장 많이 이용된다.

오이에 다량으로 들어 있는 칼륨 성분이 체내 노폐물을 배설시켜 몸을 가볍게 해주고 이뇨작용이 있어 부종과 갈증 해소에도 큰 효과가 있다. 간경변 환자의 경우 복수나 부종이 있을 때도 물보다 오이즙을 마시게 하는 것이 좋다. 오이는 껍질에 영양이 많으므로 되도록 껍질째 먹는 것이 좋다.

신경을 안정시켜 주는 **셀러리**

셀러리는 비타민 A, C와 칼슘, 칼륨, 철분 등의 미네랄 섬유질이 풍부한 건강 채소다.

향이 좋아 주스를 만들어 먹으면 식욕을 돋운다. 그냥 먹어도 아삭거리는 느낌이 좋다. 비타민이 풍부해 신진대사를 촉진시키고 피를 맑게 하며 성인병을 예방해 준다. 셀러리의 풍부한 칼륨은 체내에 불필요한 염분을 밖으로 배출시키고, 섬유질은 배변활동을 원활하게 해 변비를 개선해 준다.

독특한 향에는 신경을 안정시키고 피로를 풀어 주며 식욕을 돋워 주는 효과가 있어 신경을 많이 쓰는 수험생이나 직장인들에게 좋다. 한방에서는 혈압을 내리고 소변을 잘 통하게 하며 피를 맑게 하는 등의 작용이 있어 널리 이용되고 왔다.

암 예방 효과 뛰어난 **브로콜리**

브로콜리의 암 예방 효과에 대한 각종 연구 결과가 계속 나오고 있어서 21세기 건강식품으로 주목받고 있다. 이것은 브로콜리에 '설파라판'이라는 성분 때문이다. 설파라판은 면역력을 높여 피부암을 예방하고, 여성암 1위인 유방암, 한국인 1위 암인 위암, 빠르게 증가하는 대장암과 전립선암을 예방하고 치료하는 효과가 높다. 특히 전립선암에 효과가 큰데 전립선암 3, 4기 환자가 월 5회 이상 브로콜리를 먹는 경우 1회 이하로 먹는 경우보다 재발율이 45%나 낮아지는 것으로 연구결과가 나타났다.

영양으로 만든 약관, 브로콜리

브로콜리는 비타민 C 함유량은 레몬의 2배, 감자의 7배이며, 그 외에 비타민 A와 B_1, B_2, 비타민 U, 칼륨, 철분, 인, 칼슘 등의 미네랄이 골고루 있어 피부노화 방지와 인체면역력을 높여 준다.

브로콜리는 영양가는 높으면서 저칼로리식품이다. 그래서 비만과 당뇨에 좋다. 철분 함량이 높아 빈혈에 좋고 신진대사를 촉진하기 때문에 미용효과도 크다. 또 혈중 콜레스테롤을 떨어뜨리며 체내 노폐물을 제거한다. 엽록소는 피의 흐름을 원활하게 해주어 동맥경화, 뇌혈관 장애 등을 개선한다.

브로콜리의 베타카로틴은 피부나 점막의 저항력을 강화하여 감기 예방에 효과가 있고, 리놀렌산은 알레르기 질환을 좋게 한다. 브로콜리는 스테이크보다 단백질 함량이 높으며 우리 뇌에 좋다고 알려진 대표적인 '두뇌음식'이다. 신기하게 모양도 우리의 뇌와 비슷한 브로콜리는 싱싱하고 송이가 단단하며 꽉 들어찬 것이 좋다. 설파라판을 많이 섭취하기 위해서는 60도에서 10분 정도 데쳐서 갈아 먹는 것이 좋다고 한다.

비타민 복합체 **피망**

비타민 A의 보고로 알려진 피망은 비타민 C도 레몬과 맞먹을 정도로 풍부하다. 비타민 B1, B2, D, P와 섬유질, 철분, 칼슘도 풍부해 샐러드나 주스로 많이 먹으면 좋다.

피망에 풍부한 비타민 A와 C가 세포작용을 활성화시켜 신진대사를 원활하게 해주고 몸속을 정화시켜 준다. 특히 몸에 열이 나는 것을 막아 주어 여름을 유난히 잘 타는 사람에게 효과적이며, 눈이 침침하고 고혈압 증상이 있는 사람에게도 좋다. 피망의 엽록소나 섬유질은 콜레스테롤 수치를 낮춰 주고 칼륨이나 비타민 P는 고혈압과 동맥경화 예방에 효과적이다.

강장효과가 뛰어난 **부추**

부추는 맛이 맵고 약간 시며, 향이 독특하며, 강장효과가 뛰어나 마늘에 버금가는 정력 채소로 알려져 있다.

비타민 A, 비타민 B_1, B_2와 C가 풍부한 부추는 칼슘과 철분도 풍부하다. 혈액순환을 촉진하는 효능이 있어 민간요법에 많이 쓰인다. 또한 피를 맑게 하고 몸을 따뜻하게 하는 작용도 뛰어나 몸이 냉하게 하거나 생리불순이 있는 경우 부추즙을 충분히 마시면 증상이 개선된다.

변비나 설사, 빈혈 등을 예방하는 데도 효과적이다. 비타민 A로 전환되는 카로틴은 세포의 노폐물과 죽은 세포를 파괴하는 리소솜이라는 부위를 보호해 주므로 노화 방지에 탁월하다. 부추는 간기능을 강화하고 해독작용을 한다.

소화성 궤양을 치료하고 암세포를 파괴하는 **양배추**

양배추는 세계 3대 장수식품 중의 하나이다. 서양에서 예로부터 '가난한 사람의 의사'라고 불릴 정도로 양배추는 신비의 야채이다.

양배추의 녹색 짙은 바깥쪽 잎에는 비타민 A, 속의 하얀 잎에는 비타민 C가 풍부하다. 혈액응고 작용을 하는 비타민 K도 많은데 속잎보다 바깥 잎이 더 많다.

미네랄이 풍부한 양배추는 강력한 정화작용을 하여 피부가 깨끗해지고 피가 맑아져서 간이 튼튼해진다. 양배추의 비타민 U는 항궤양성 비타민으로 손상된 위벽을 보호해 소화성 궤양을 치료하며 피로를 풀어 주고 마음을 침착하게 해주며 불면증을 개선시킨다. 또한 양배추의 플라보노이드와 여러 유익한 화합물의 작용으로 백혈구를 늘려 주어 암을 예방하는 효과가 있다.

노폐물을 청소해주는 무

무는 맛이 매우면서 달다. 무를 말리면 철분, 비타민 B_1, B_2, 칼슘 같은 성분이 크게 늘어나는데, 특히 철분은 시금치보다 많아진다.

무에 풍부한 디아스타제는 소화를 촉진하고 르그닌이라는 식물성 섬유는 변비를 개선하여 장 내의 노폐물을 청소해 주기 때문에 혈액이 깨끗해져 세포에 탄력을 준다.

무는 발암물질에 의한 유전자의 돌연변이를 방지해 준다. 특히 직장암을 예방해 주는 효과는 크다. 또 뇌졸중으로 반신마비가 왔을 때 무를 많이 먹으면 회복에 좋다. 무의 껍질에 소화효소와 비타민 C가 많으므로 껍질째 요리하는 것이 좋다.

심장의 파수꾼 양파

양파는 페르시아가 원산지이고 특이한 향이 강하다. 포도당, 과당, 인, 비타민 B_1, B_2, C 등이 많이 들어 있다. 양파는 위액 분비를 촉진해 소화력을 높이고 변비를 없애 준다. 특히 비타민 A는 정자 생산을 돕고 비타민 B₁은 성생활을 원활하게 해준다.

양파는 피로 회복에 좋으며 뇌와 신경에 필요한 에너지를 공급하여 기억력을 향상시키고 마음을 편안하게 해준다. 양파의 알리신은 비타민 B₁과 결합하여 신진대사를 원활하게 하고 세포에 활력을 준다. 심장 근육을 강하게 해주고 모세혈관을 튼튼하게 해서 피의 흐름을 부드럽게 해준다.

따라서 고혈압, 동맥경화, 정맥류를 개선하며 혈전을 예방하고 이미 생긴 혈전을 녹여 준다. 또한 좋은 콜레스테롤은 늘리고 나쁜 콜레스테롤은 줄이고 혈압을 낮추어 준다. 양파는 간 속의 지질을 줄여 간을 튼튼하게 하여 만성피로를 풀어 주는 효과가 있다.

천연 자양강장제 마

마는 예로부터 '산의 뱀장어'라 부를 정도로 정력에 좋은 것으로 알려져 있다. 허약한 사람에게 기력을 증진시켜 주는 효과가 있다. 날로 갈아서 먹으면 강장에 좋다.

소화효소인 디아스타제가 무의 3배나 되서 마를 먹으면 소화가 아주 잘된다. 미네랄 또한 풍부해서 신진대사를 원활하게 조절하므로 강장효과가 뛰어나다. 마를 갈았을 때 나오는 끈적끈적한 점액질에는 사포닌과 아르기닌이 들어 있는데, 이 성분들은 호르몬 분비에 관여해 스태미나를 좋게 하고 혈압을 정상화시킨다. 무엇보다 콜레스테롤 제거작용을 해 고혈압이나 동맥경화에 좋다.

스태미나를 좋게 하는 **마늘**

매일 마늘 한두 쪽을 먹으면 스태미나가 좋아지고 심혈관질환이나 암을 예방할 수 있다. 마늘은 몸의 구석구석까지 혈액을 순환시켜 신진대사를 활성화시키고 혈전을 용해시켜 성인병의 가장 큰 주범인 심장질환이나 뇌혈관질환을 예방하는 효과가 있다. 특히 성 호르몬의 분비기관을 자극해 호르몬 분비를 활발하게 하고 성 기능을 회복시켜 주므로 정력 증강에 효과가 큰 것으로 알려져 있다.

최근에는 마늘에 암은 물론 각종 질병을 예방하는 성분이 들어 있다 하여 화제가 되고 있고, 마늘즙을 먹는 사람들이 늘고 있다.

눈에 좋고 조혈작용을 돕는 **시금치**

시금치에는 각종 영양소가 풍부하며 특히 비타민 C와 철분이 많이 있다. 카로틴, 비타민 B_1, B_2, B_6, 엽산, 철분, 칼슘, 요오드 등이 풍부한데, 잎에는 아연, 엽산, 칼슘, 요오드 등이 많고, 뿌리에는 스피나사포닌 A, B가 들어 있다. 시금치는 살짝 익히거나 생으로 주스를 만들어 먹으면 좋다.

눈에 좋은 야채, 먹는 선글라스 시금치

시금치에 매우 많이 들어 있는 '루테인'은 황반변성과 백내장에 좋아 시금치를 많이 먹은 사람은 나이가 들어도 백내장 발생 위험이 현저히 낮다. 시금치에는 루테인 뿐만 아니라 당근에 많이 들어 있는 베타카로틴도 많이 들어 있어 눈에 가장 좋은 식품이다. 루테인은 자외선 차단 효과도 있어 시금치를 '먹는 선글라스'라고도 부른다.

시금치에는 조혈작용을 하는 철분과 엽산이 함유되어 있어 빈혈에 효과적이다. 시금치의 엽산은 혈관 호모시스틴의 농도를 낮추어 혈관질환의 예방과 치료뿐만 아니라 체내에 유해한 요산을 배출시키므로 통풍, 류머티즘 관절염 등에 큰 효과를 기대할 수 있다.

시금치에 들어 있는 칼슘은 지방의 체내 흡수를 줄여서 고혈압 예방에 도움이 된다. 매일 먹으면 대장암 발생이 40%나 감소한다. 탈모 예방에도 좋다.

시금치가 신장결석의 원인이 될수 있다고 하여 먹지 않는 사람들이 있는데, 이것은 시금치를 매끼 몇 개월 계속 먹어야 일어날수 있는 일이므로 안심하고 먹어도 된다.

비염에 좋은 **토란**

토란은 영양가 높은 '땅의 달걀'이라는 뜻으로 토란이라고 했다. 주성분은 녹말로 단백질이 적으나 아미노산 조성은 좋은 편이다. 칼륨의 함량이 높은 대신 비타민의 함량은 낮다. 토란의 끈적거리는 물질은 갈락틴이고 맛의 성분은 호모켄티신산과 옥살산칼륨이다.

토란은 소화가 매우 잘되는 것이 특징이다. 토란 특유의 미끈거리는 성분인 무틴은 체내에서 글루쿠론산을 만들어 간장이나 신장을 튼튼하게 해주고 심장병을 개선한다.

땀을 걷어 들이는 작용이 있어 잘 때 식은땀이 나거나 손바닥에 땀이 잘 나는 증상을 좋게 한다. 어린이의 야뇨증, 코흘림, 귀울림 등에도 좋고, 찬 성질 때문에 몸 안의 열을 식히고 변비에도 좋다. 토란 줄기는 칼슘 함량이 높아서 성장기 어린이나 골다공증이 염려되는 중장년층에 좋다. 정력 강화효과가 뛰어나고 스트레스 해소효과도 높다. 콧물, 재채기 등 알레르기성 비염에도 좋다.

부기를 가라앉혀 주고 당뇨병에 좋은 <u>호박</u>

호박은 맛이 달고 따뜻하며 비타민 A와 B군도 풍부하고 칼슘, 철분 등의 미네랄이 균형 있게 들어 있는 식품이다. 흔히 삶아서 즙을 내거나 죽을 끓여 먹는데 특히 임산부의 산후조리에 많이 이용된다. 호박은 카로틴 함량이 매우 높은 편인데, 이 카로틴은 체내에 들어가면 비타민 A의 효력을 발휘하여 점막을 강화시키고 몸을 따뜻하게 하여 감기를 낫게 하고 기침을 가라앉혀 준다. 가래가 많아 기침이 떨어지지 않을 때 호박 삶은 물에 꿀을 진하게 타서 먹으면 효과가 있다. 또한 칼륨 등 풍부한 미네랄이 이뇨를 도우므로 출산 후 부기가 남아 있는 산모에 유익하다.

비타민 C를 파괴하는 아스코르비나아제를 함유하고 있기 때문에 호박은 익혀 먹는 것이 좋다. 니코틴 해독이나 숙취해소에 좋고 간경화증 말기에 복수가 찼을 때도 효과가 있다. 풍기를 몰아내어 중풍 예방에 효과가 있고 해수와 천식에 좋고 태아를 안정시키는 안태작용도 한다. 호박은 췌장에 작용해 인슐린 분비를 촉진하는 역할을 하여 당뇨병에도 좋다. 또한 호박의 프로테아제 성분은 항암작용을 하는데, 폐암 예방에 효과가 있다.

대장암을 예방해주는 **고구마**

고구마는 감자류 중에서 섬유질이 가장 풍부한 알카리성 식품이다. 각종 비타민과 미네랄이 많이 들어 있어 건강식품으로 인기가 높다. 쪄 먹는 게 보통이지만 즙을 내어 먹으면 흡수가 빠르다.

고구마에는 셀룰로오스라고 하는 섬유질이 풍부한데, 이것은 소화가 잘되지 않으므로 배설을 촉진하는 작용이 있다. 따라서 고구마가 변비 예방에 좋다.

세라핀과 섬유질, 미네랄이 껍질에 많기 때문에 껍질째 먹는 것이 좋다. 고구마를 많이 먹으면 배설이 잘되며 숙변이 쌓이지 않으므로 대장암이 예방된다. 대장암 외에 폐암과 위암에도 효과가 있다. 고구마에는 또 칼륨도 풍부해서 불필요한 염분을 소변과 함께 배출시켜 주므로 각종 성인병을 막아 주는 효과가 있다.

비만 예방에 좋은 **감자**

감자는 마와 비슷하게 생겼기 때문에 감자를 '단맛의 마'라는 뜻으로

'감서(甘薯)'라고도 한다. 면역력을 높여 주고 부신피질호르몬의 생산을 촉진하여 스트레스로부터 지켜 준다.

감자는 산성 체질을 알칼리성 체질로 바꾸어 주며 칼슘이 많아 정서불안을 해소시켜 준다. 감자는 소화기능을 좋게 하며 설사에도 효과가 좋다. 감자에는 쌀의 16배나 되는 칼륨이 함유되어 있어서 고혈압이나 동맥경화, 중풍 등을 예방하는 효과가 있다.

감자에는 판토텐산이 함유되어 있는데, 이것은 부신에 비타민 C를 축적하는 작용을 하여 점막의 회복을 빠르게 하고 감염증에 대해 저항력을 갖게 하며 풍치나 충치도 예방한다.

(2) 정제하지 않은 곡물(현미, 통밀, 잡곡)

흰 쌀밥을 현미로 바꾸면 면역력도 높아지며 살도 빠지고 여러 모로 좋다. 왕겨를 벗겨낸 쌀을 현미라고 한다.

현미의 껍질과 씨눈에는 비타민과 미네랄, 단백질, 필수지방산, 면역물질을 비롯하여 영양성분의 95%가 들어 있다. 따라서 껍질에 29%, 씨눈에 66%가 들어 있는 영양성분을 모두 제거하고 흰 쌀밥을 먹으면 영양가 없는 녹말가루를 섭취하게 되는 것이다.

거친음식(정제하지 않은 음식)이 좋은 이유?

씨눈에는 비타민 B$_1$(티아민), B$_5$(판토텐산)가 풍부한데, 이것들은 전분을 분해하는 작용을 한다. 또한 비타민 B_1은 '신경비타민'으로 신경기능 유지에 절대적으로 필요한 비타민이다. 이것이 결핍되면 각기병이라는 신경장애증이 걸린다. 비타민 B_5는 항스트레스 비타민으로 알려져 있는데 스트레스 호르몬 분비와 호르몬을 분비하는 부신의 기능 유지에 절대적으로 필요한 비타민이다. 그리고 곡식의 씨눈에 있는 감마 오리자놀과 리놀렌산과 같은 필수지방산 등은 스트레스에 대한 저항력을 높여 주는 대표적인 영양성분이다.

현미 껍질을 벗겨내면 하얀 쌀을 얻게 된다. 특히 오늘날에는 많은 사람들이 하얗고 부드러운 쌀을 먹기 위해 10번 이상 도정을 거친 십분도 내지는 십이분도 이상의 쌀을 먹고 있다. 이러한 쌀은 씨눈까지 제거되어 별다른 영양이 없다.

밀가루의 경우도 밀을 도정하여 밀가루(맥분)로 정제한 후 빵으로 만들어 우리 식탁에 오른다. 많은 영양소를 제거했기 때문에 밀가루의 열량가는 통밀에 비해 10%가 높다. 그러나 보통 밀가루는 통밀 속에 있는 비타민의 66%, 무기물 영양소의 77%, 섬유소의 80%, 단백질의 20%, 필수지방산의 20% 이상이 손실되어 있다.

좋은 탄수화물을 먹어야 날씬해지고 건강해진다

좋은 탄수화물과 나쁜 탄수화물이 있다. 정제 탄수화물을 줄이고 통곡식을 많이 먹어야 한다. 이것이 건강과 다이어트의 성공 비결이다.

통곡식에는 현미, 현미찹쌀, 통밀, 차조, 차수수, 기장, 통보리, 율

무, 콩, 팥 등이 있다. 통곡에 함유된 복합 탄수화물은 두뇌에 꼭 필요한 필수 영양소를 공급한다.

우리 몸에 정제된 탄수화물을 공급하면 혈당이 급격히 상승하고, 이 때문에 혈당이 급격하게 상승하고 인슐린이 더 많이 분비된다. 이런 과정이 반복되면 당뇨병과 심혈관질환에 걸리게 된다.

여러 나라의 1인당 설탕 소비량은 우울증 등의 심한 정신질환의 비율 증가와 관련이 있다. 설탕과 같은 정제당은 짧은 시간에 두뇌에 에너지를 공급하지만 궁극적으로는 두뇌기능을 떨어뜨린다. 여러분이 정제 탄수화물을 많이 먹고 있다면 건강하지 않거나 날씬하지 않을 가능성이 많다.

현미밥과 꽁보리밥은 더 이상 당뇨병 환자나 암환자들만 먹는 식사가 아니다. 좋은 탄수화물을 먹어라.

뇌신경에 좋은 **현미**

현미는 배아이므로 비타민 A, B_1, B_2, B_6, B_{12}, 니코틴산, 판토텐산, 엽산 등 각종 영양소가 풍부하며 특히 비타민 B_2 함량이 아주 높다.

현미는 비위기능을 좋게 하여 식욕이 없을 때, 설사로 탈수증이 있을 때 좋으며 혈액의 흐름을 좋게 하여 신경조직과 근육을 좋게 한다. 또한 현미는 감기 초기에 열이 있어 체력이 떨어졌을 때 체력을 증진시켜 주며 신경에 필요한 에너지를 공급해 주어 졸음을 방지해 주고 기억력을 높여 준다.

현미는 유해물질이 장에 흡수되는 것을 막아 주고, 혈액의 산성화를 막고 만성피로를 풀어 준다. 현미의 비타민 E는 노화를 막아 주고, 현미의 섬유질은 장의 연동운동을 촉진하여 변비를 없애 준다.

기를 보충하고 신장과 위장을 보호하는 **찹쌀**

찹쌀은 텍스트린 성분이 다량 들어 있어 점성이 강하다. 찹쌀은 비위를 튼튼하게 하고 소화가 잘되게 하며 대변을 굳게 하는 효능이 있고 몸을 따뜻하게 한다. 소변을 줄이는 효능이 있어 당뇨병으로 소변이 잦을 때 좋다. 기를 보충해 주기 때문에 식은땀을 많이 흘릴 때 좋다.

콜레스테롤을 낮추고 심장질환에 좋은 **보리**

보리의 주요 성분은 전분과 단백질이며 비타민 B_1, B_2, E 등도 골고루 들어 있다. 비타민 C는 없으나 식이섬유는 쌀의 3배나 들어 있다.

보리는 피를 맑게 해주어서 얼굴빛을 좋게 해주고 베타글로겐이라는 섬유질이 콜레스테롤을 제거시켜 주어 심장질환에 좋다. 보리는 기운을 돋우어 오장을 튼튼하게 한다. 장의 활동을 도와 설사를 멎게 하고 식욕을 돋우어 주며 위와 장 이상으로 생긴 피부 트러블을 개선시키며 입냄새 제거에도 좋다.

각기병 예방 효과가 탁월하며 체내 노폐물을 없애 주고 산성화된 몸을 알칼리성으로 중화시켜 준다. 보리에는 알란토인 성분이 있어 만성골수

염과 소화성 궤양 치료에 효과가 있다. 보리에 함유된 셀레늄은 활성산소를 중화시켜 암 예방 효과가 있다.

각종 성인병을 예방하는 **콩**

콩은 '밭에서 나는 고기'라는 말이 있을 정도로 많은 양의 단백질이 들어 있다. "콩을 좋아하는 사람에게는 고혈압이 없다."는 말이 있듯이 스토스테롤 성분이 콜레스테롤 흡수를 억제한다.

혈액순환을 촉진하며 혈관의 탄력성을 높여 줘서 동맥경화, 고혈압, 중풍을 예방한다. 콩은 당뇨병을 개선시켜 주며 사포닌, 레시틴, 섬유질이 대장을 자극하여 변통을 좋게 하고 위액의 산도를 유지하며 식욕을 증진한다.

레시틴, 리놀레산은 세포막을 강하게 하고 스트레스를 방어한다. 콩의 이소플라본은 골다공증 예방에 좋고 암 예방 효과도 높다.

해독작용과 혈압에 좋은 **검은 콩**

검은 콩은 피를 맑게 하고 체내수분대사를 원활하게 해주는 이뇨작용을 하며, 해독작용이 뛰어나 간과 신장기능이 좋지 않은 사람에게 좋다.

높은 혈압을 내려 주며 기침을 완화시키며 남성의 스태미나를 증강시키고 여성의 모유를 늘린다. 잠자면서 땀을 많이 흘릴 때도 좋다. 검은 콩은 여성호르몬인 에스트로겐 역할을 하는 이소플라본이 다량 함유되어 있어 갱년기 장애를 극복하는 데 도움이 된다. 검은 콩 껍질에 있는 글리시데인은 항암작용을 하고, 안토시아닌은 콜레스테롤 수치를 낮추고 혈관을 보호해 동맥경화나 고혈압 같은 성인병 예방에도 좋다.

모세혈관을 튼튼하게 해주는 **메밀**

메밀에는 시스틴이 많이 함유되어 있어 피부에 윤기와 생기를 주고, 플라보노이드 화합물인 헤스페리딘을 함유하고 있어 혈관을 튼튼하고 탄력 있게 해준다.

모세혈관을 튼튼하게 하여 혈관의 탄력성을 높이는 비타민 D의 일종인 루틴이 많이 들어 있어서 고혈압과 동맥경화의 예방과 치료에 좋고 열을 내려 준다.

다른 곡물과 다르게 필수아미노산 8가지 모두가 들어 있고, 그중에서 다이신이 많이 들어 있다. 다른 곡물에 부족하기 쉬운 트립토판, 리아신 등의 필수 아미노산이 풍부하고 전분 분해효소와 단백질 분해효소가 많아 소화가 잘된다.

오곡 중의 챔피언 **통밀**

올레산, 리놀렌산, 팔미트산이 많이 들어 있고, 배아에는 피토헤마글루티닌이 들어 있다.

밀은 찬 성질을 가졌기 때문에 가슴이 답답하거나 열이 나고 갈증이 날

때 좋다. 소변을 원활하게 해주고 심장병에 좋다. 통밀은 비뇨기나 피부암 예방 효과가 있고 종기를 없애는 작용과 피를 맑게 한다. 특히 배아에는 비타민 E가 많이 들어 있어 성생활의 활기를 주어 회춘식품의 역할을 한다.

간장에 좋은 **참깨**

참깨는 우리 세포의 벽을 구성하는 지방을 보호하는 훌륭한 항산화 식품이다. 참깨에는 르그난이라고 하는 섬유 성분이 들어 있는데, 이 성분은 나쁜 콜레스테롤 농도를 낮추고 비타민 E의 항산화 능력을 향상시키는 한편 오메가-3 지방산 농도를 보존해 준다. 식품 속의 리그난은 우리가 노인이 되었을 때 인지능력이 잘 보존되도록 하는 역할을 한다. 참깨는 레시틴과 비타민 E가 풍부할 뿐 아니라 부신피질 호르몬과 남성호르몬 분비를 촉진한다.

노화 방지, 치매 방지 효과도 있고 어린이 성장에도 좋다. 참깨는 간장을 튼튼하게 하며 해독작용을 하여 염증과 종양을 없애는 작용을 한다. 저혈압에 의한 피로를 빨리 회복시키고 리볼레산과 비타민 E가 많고 피부의 건조를 막아 주며 저항력을 키워 주기 때문에 아토피에도 좋다.

해독작용이 강하고 다이어트 효과가 있는 **팥**

팥은 맛이 달고 시며 주성분은 당질, 단백질, 비타민 A, B$_1$, B$_2$, 니코틴산, 칼슘, 인, 철분, 식이섬유가 많이 들어 있는데 식이섬유는 무려 18%나 들어 있다. 사포닌과 식이섬유에 의해 이뇨작용과 변통을 좋게 한다. 그래서 신장염, 방광염, 부종을 좋게 하며 배변을 촉진하여 장을 깨끗하게 한다.

팥은 해독작용이 강하여 숙취를 해소하고 술로 인한 위장을 보호해 주며 종기를 없애고 어혈을 제거한다. 근육통과 다이어트에도 탁월한 효과가 있다.

(4) 견과류와 씨앗류

얼마 전까지만 해도 견과류는 지방이 많이 들어 있기 때문에 우리 몸에 나쁘다는 억울한 누명을 쓰고 있었다. 그러나 최근에는 영양학계의 슈퍼스타로 떠오르고 있다.

날씬하게 해주고 두뇌에도 좋은 음식, 견과류

견과류는 우리의 건강뿐만 아니라 뇌에 좋아 아이들의 성적을 올려 준다. 그런데 견과류와 씨를 먹는 데 역시 중요한 조건들이 있다. 무엇보다도 이것들은 날 것이어야 한다. 구운 것은 효소가 파괴되고 지방의 산패가 일어나므로 굽거나 다른 방법으로 열을 가한 것이어서는 안 된다. 견과류와 씨들은 날로 먹을 때 매우 훌륭한 단백질과 유익한 지방을 제공한다. 견과류에는 양질의 불포화지방산, 비타민 E, 스테롤이라는 심장에 좋은 물질, 염증을 가라앉히는 물질, 항산화 능력이 뛰어난 물질 등이 들어 있다.

견과류는 칼로리가 높아서 많이 먹으면 살이 찔 것이라는 일반적인 생각과는 달리 일상적으로 적당량을 먹을 경우 먹지 않은 사람보다 오히려 체중이 감소한다. 그러나 견과류와 씨를 매우 조금씩 먹어야 한다. 절대 과식해서는 안 된다. 한 줌 정도면 족하다. 이것들은 매우 농축된 음식이기 때문에 소화하는 데 과일이나 야채보다 훨씬 더 많은 에너지를 필요로 한다.

견과류는 피를 맑게 유지하는 '마법의 유지'가 들어 있다

아무리 식물성 기름이라고 하더라도 고열 처리와 헥산 추출 등을 거치면서 몸에 좋은 성분과 효소가 다 없어진다. 따라서 보통 우리가 먹고 있는 기름은 식물성이라고 해도 모두 건강에 좋은 것은 아니다.

그런데 몸에 좋은 기름이 있다. 견과류와 씨 등에 들어 있는 지방이다. 필수 지방산 중의 하나인 알파 리놀렌산(오메가-3)이 풍부하므로 이것을 섭취하는 사람은 아주 건강해진다. 에스키모는 오메가-3(EPA, DHA)를 지속적으로 섭취한 탓에 혈액이 맑고, 그 결과 심장, 두뇌 및 기타 부위의 혈액순환이 좋다.

오메가-3를 섭취하기 위해 고등어나 꽁치와 같은 등푸른생선을 많이 먹으면 수은과 PCB 같은 중금속에 오염될 수 있기 때문에 오메가-3는 영양보조제로 이용하는 것이 좋다.

심장병을 예방해 준다

미국 하버드 보건대 조앤 맨슨 교수팀은 1982년부터 17년 간 미국 전역의 40세에서 84세까지의 건강한 남성 의사 2만 1,000명을 대상으로 조사한 결과 주 2회 이상 견과류를 먹은 사람이 이 그 이하로 먹은 사람에 비해 심장병으로 인한 돌연사의 위험이 47%나 낮았다. 견과류에 풍부한 오메가-3 지방산과 비타민 E, 마그네슘, 칼륨 등이 인체에 좋은 작용을 하기 때문이다.

뇌를 젊게 하는 호두

호두는 치매를 예방하는 대표음식이다. 유해산소를 제거하고 뇌세포를 구성하는 영양분을 제공해 노화로 인해 생길 수 있는 치매나 건망증을 예방한다.

임상결과에 의하면 매일 호두 10개를 먹으면 신경쇠약이 치료되고 뇌동맥경화로 인한 현기증이나 건망증, 반응에 둔해지는 증상을 치료하는 데 좋은 효과를 나타낸다.

오메가-3는 뇌세포와 망막의 중요한 구성 성분으로서 뇌의 발달과 눈의 건강에 관여하는 중요 지방산이다. 호두는 뇌의 성분인 오메가-3가 가장 풍부하게 들어 있는 식품이다. 깐 호두 한 줌(43g)에 들어 있는 오메가-3의 함유량은 2.6g으로 성인 하루 권장량인 2.5g을 충분히 제공해 준다.

비만해소와 신경안정 역할이 탁월한 잣

잣은 100g에 670kcal인 고열량 식품이며 비타민 B군이 많이 들어 있다. 비타민 B₂, E 이외에도 호두나 땅콩보다 더 많은 양의 철분을 함유하고 있다. 올레산이나 리놀레인산 또는 리놀산 같은 불포화지방산도 많고 망간, 아연, 동, 니켈 같은 무기질도 많다. 잣은 기관지염을 치료하며 철분이 많아 빈혈에 좋고 심혈이 부족하여 가슴이 두근거리는 데 좋고 혈압을 낮추어 준다.

오메가-3가 많아 비만 해소와 신경안정 역할을 하고 기억력을 높여 주고 태아를 안정시키는 안태작용이 있다.

(5) 오메가-3

모든 지방이 살을 찌게 하고 건강에 나쁜 것이 아니다. 지방에도 좋은 지방과 나쁜 지방이 있다. 지방은 '지방산(fatty acid)'으로 이루어져 있는데 어떤 지방산은 암세포를 성장시키기도 하고 다른 것은 방해하기도 한다. 어떤 것은 심장마비와 뇌졸중을 증가시키는가 하면 다른 것은 감소시킨다. 어떤 것은 체지방으로 저장되는가 하면 다른 것은 연료로 빨리 소모되어 버린다.

우리 몸의 육체적 정신적인 건강을 위해서 적당량의 지방을 반드시 섭취해야 한다. 지방은 우리 몸의 모든 세포를 감싸고 있는 세포막의 형성을 돕는다. 이러한 막이 없으면 세포는 어떤 영양소는 받아들이고 어떤 영양소는 내보내는 선택적인 역할을 할 수가 없다. 그리고 지방은 우리 몸의 거의 모든 기능에 관여하는 아이코사노이드의 원료다. 또한 우리 몸의 가장 중요한 역할을 하는 뇌의 60%가 지방이다.

좋은 지방을 편식하라

지방은 중요한 몸의 영양성분이다. 좋은 지방을 편식해야 한다. 실제로 포화지방이 전혀 없거나 거의 없는 식사를 하는 사람은 심장병에 거의 걸리지 않는다. 심장병 진행은 어릴 때 시작한다. 포화지방이 높은 식사를 하면 심장병에 걸린다.

오메가-3는 더 많이, 오메가-6는 더 적게 먹어야 한다

우리 몸에 꼭 필요한 지방산을 '필수지방산(essential fatty acids)'라고 부른다. 이 필수지방산은 크게 2가지 계열, 즉 오메가-6 지방산과 오메가-3 지방산으로 나뉜다.

오메가-6 지방산은 흔한 식물성 기름인 옥수수, 홍화, 해바라기, 콩기름 등에 많이 들어 있다. 오메가-3 지방산은 주로 해산물, 푸른잎 채소, 생선, 들기름, 채종유 및 호두에 함유되어 있다.

오메가-3 지방산과 오메가-6 지방산을 1:1 내지는 1:4 이내의 비율로 섭취하는 것이 좋다. 그런데 우리는 오메가-3 지방산에 비해 너무 많은 오메가-6 지방산을 섭취하고 있다.

필수지방산의 불균형으로 생기는 병은 비만, 심장마비, 뇌졸중, 암,

인슐린 내성, 당뇨, 천식, 관절염, 루프스, 우울증, 정신분열증, 주의력 결핍과잉행동장애, 산후 우울증, 알츠하이머증 등이다.

오스트레일리아의 레너드 스토리엔 박사는 오메가-3 지방산은 적고 오메가-6 지방산은 많이 품은 근육세포를 가진 사람이 인슐린 내성과 비만이 많다는 사실을 발견했다. 오메가-3 지방산과 오메가-6 지방산의 불균형이 클수록 과체중과 대사장애는 더 심했다.

오늘날 우리의 식단을 분석해 보면 오메가-3 지방산보다 오메가-6 지방산을 14~20배 많이 섭취하고 있다. 일반적으로 오메가-6 지방산이 높은 지방은 암세포의 성장을 촉진하는 반면, 오메가-3 지방산이 풍부한 지방은 암세포의 성장을 저해한다. 그러므로 암의 위험을 증가시키는가, 아니면 감소시키는가는 어떤 지방산을 품고 있는가에 따라 결정된다.

오메가-3 지방산이 부족하면 뇌세포가 정상적인 기능을 할 수 없게 되어 평소에는 두뇌로 들어가지 못했던 화학물질이 두뇌 속으로 흘러들어가 버린다. 이렇게 두뇌 속으로 들어간 물질은 연약한 뇌세포를 손상시키고 세포 간의 신호 전달을 방해한다.

오메가-3를 많이 먹으면 공부를 잘한다

우리가 먹는 음식에 들어 있는 지방의 종류는 우리 몸의 기억력과 기분, 스트레스에 대한 반응, 학습능력에 영향을 미친다. 모유에 들어 있는 오메가-3인 DHA 때문에 모유를 먹인 아이가 머리가 좋은 것으로 나타난다. 어린아이뿐만 아니라 청소년, 장년들의 실험에서도 오메가-3를 많이 먹으면 학습능력을 비롯한 뇌기능이 상승된다.

또한 임산부가 오메가-3 지방산이 부족해지면 우울증이 나타나며, 아이들 중에도 주의력결핍과잉행동장애를 보이는 아이들을 조사해 보면 혈액 중에 오메가-3 지방산이 부족하다. 또한 폭력범죄자들이나 정신분열증 환자들에게도 오메가-3 수치가 낮다.

올바른 오메가-3 섭취방법

다른 것은 자연식품으로 섭취하는 것이 좋으나 오메가-3는 좀 다르다. 오메가-3가 많은 대표적인 것이 등푸른생선이다. 그러나 생선기름은 당뇨병 환자의 혈당을 올릴 수 있다는 연구보고가 있다. 또 생선기름은 피를 뭉치게 하여 발작을 일으킬 수 있어서 생선을 많이 먹는 에스키모인의 경우 심장마비는 적지만 심장발작은 더 많다. 많은 양의 생선기름은 비만과 심장발작을 유발할 수도 있다.

생선의 더 큰 문제점은 바로 중금속 오염 가능성이다. 수은이나 PCB와 같은 중금속이 과량으로 농축되었을 가능성이 많기 때문이다.

따라서 시금치와 같은 야채, 호두나 아몬드와 같은 견과류를 먹거나 오메가-3 영양제를 먹는 것이 오메가-3 섭취방법으로 좋은 방법이다. 영양제품을 고를 때는 단순히 가격만 따지기보다는 EPA, DHA 함량과 회사의 신뢰도를 잘 살펴야 한다.

영국에서 초등학생에게 종합영양제와 오메가-3 영양제를 매일 섭취하게 하면 AHDH와 같은 주의력집중장애가 현저히 개선되고 학업성적이

눈에 띄게 개선된다는 연구결과가 있었다.

필자의 가족도 견과류와 오메가-3 영양제를 매일 먹고 있고 많은 효과를 보고 있다. 건강하고 날씬하게 살려면 나쁜 지방보다는 좋은 지방을 많이 먹어야 한다.

화를 덜 내고 집중력을 높이고 정신력을 키우려면 오메가-3를 먹어라. 특별히 자녀가 있는 사람들은 자녀들이 오메가-3 지방산이 부족하지 않도록 각별히 주의해야 한다. 오메가-3는 현대 영양학의 총아다.

오메가-3의 보고, 들기름

한국인이 좋아하는 기름은 들기름보다는 참기름이다. 그러나 참기름에는 올레인산과 오메가-6 지방산이 많이 들어 있다. 들기름에는 한국인이 부족하기 쉬운 오메가-3 지방산이 풍부하다.

들기름은 섬유질이 강한 나물을 볶거나 무칠 때 넣으면 섬유질을 부드럽게 해주고, 독특한 향이 있어 조리 시 소금을 적게 넣어도 음식 맛을 살릴 수 있다.

참기름과 들기름을 섞어 쓰면 두 기름의 장점을 잘 이용할 수 있어서 좋다.

들기름의 단점은 불포화지방이 많아 제대로 보관하지 않으면 득보다 실이 많다. 따라서 되도록 작은 용량을 구입해 빨리 먹는 것이 좋다.

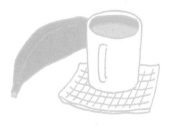

먹지 않을수록 좋은 음식

좋은 음식을 먹으면 건강이 좋아지고 몸은 균형이 잡힌다. 그러나 좋지 않은 음식을 먹으면 몸의 균형이 깨지고 건강도 나빠진다. 우리는 아직도 몸에 나쁜 음식을 너무 많이 먹고 있다. 여기에 우리가 즐겨 먹고 있는 가운데 먹지 않을수록 좋은 음식을 적어 보았다. 많은 이론보다는 우리 자신의 몸이 어떤 것이 좋은 음식인지 나쁜 음식인지 말해 줄 것이다.

음식은 결국 자신이 선택하고 자신이 책임을 지는 것이다. 강의를 하다 보면 아래에 나오는 음식을 만드시거나 유통하거나 판매하시는 분들에게 죄송한 마음이 들 때가 많다. 옳다고 생각하는 것을 이야기하지 않을 수도 없고, 그분들에겐 이것이 생업이니 한편으로 죄송한 마음이 든다.

우리가 사는 세상에는 상반된 의견들이 많이 있다. 모든 의견이 다 맞을 수는 없다. 이 글을 쓰고 있는 날에도, 신문에서 새해에는 우유로 '건강 테크'하고 아침 점심 저녁 우유를 마셔라. 우유가 소화가 되지 않으면 조금씩 늘리라는 기사가 한 면 가득히 나와 있다. 하지만 이 책에는 정반대의 내용이 나온다.

분명 우리는 혼돈의 시기에 살고 있다. 무엇이 옳은 것인지 판단하기 어려운 세상에 살고 있다. 그렇다고 우리 모두 다 영양학자, 과학자, 건강담당기자가 될 수는 없다.

우리는 수많은 정보와 연구들을 접하는 데도 불구하고 우리는 점점 살이 찌고 병들고 있다. 필자도 그랬다. 식품으로 석사학위까지 받았고 식품회사 연구소에서 연구원으로 근무하였지만, 정작 필자는 살이 찌고 병에 걸렸다. 처음에는 그것이 과로 때문이라고 생각하였으나 나중에 필자가 먹은 음식이 더 큰 작용을 하였다는 것을 알고 놀랐다.

어떤 것을 어떤 시각, 어떤 패러다임으로 보느냐에 따라 같은 것을 정반대로 볼 수도 있다. 혹시 필자가 틀린 점이나 편협한 점이 있다면 계속 보완하고 시정하겠다. 만약 그런 사항이 있다면 이 책 표지 뒤에 있는 이메일 주소로 필자에게 연락하기 바란다.

(1) 육류(소고기, 돼지고기, 닭고기)

육류가 건강과 다이어트에 나쁜 이유?

미국의 '책임있는 의료행위를 위한 내과의사협회' 회장인 닐 바너드 박사는 "육류 산업은 지난 세기에 발생한 모든 전쟁, 모든 재해, 모든 사고로 인한 피해를 합친 것보다 더 많은 사람을 죽음으로 몰아갔다. 소고기를 '진실한 사람을 위한 진실한 음식'이라고 생각한다면 좋은 병원 근처에서 사는 것이 바람직할 것이다."라고 말했다. 또한 하버드 보건대학원 영양학과 학과장이며 미국 간호사 8만 8,000명을 대상으로 식단과 결장 암의 관계를 분석한 연구의 책임자인 월터 윌렛 박사는 "잠시 일손을 놓고 소고기와 암과의 데이터를 한번 보기만 해도 당신이 먹기에 가장 적절한 수치가 제로라는 사실을 알게 될 것이다."라고 말했다.

육류는 대표적인 단백질 공급원이라고 믿고 있는 동물성 식품이다. 그러나 암, 심장질환을 유발하는 포화지방, 콜레스테롤, 아라키돈산이 많이 들어 있는 한 우리 삶의 건강한 동반자는 될 수 없다. 비교적 지방이 적다는 닭 가슴살이나 저지방 우유라고 해도 마찬가지다. 육식은 비만 뿐 아니라 암 등 만병의 원인이 된다.

우리는 단백질 결핍보다는 과잉 섭취로 비만과 병이 생긴다. 우리 몸은 단백질을 필요 이상으로 섭취하면 과다 섭취된 단백질은 배설된다. 단백질을 배설하려면 간에서 아미노산의 질소 성분을 잘라내어 암모니아로 만들고 다시 요소로 만들어 신장으로 내보낸다. 고기를 많이 먹어 단백질을 과다 섭취하면 요소를 많이 만들어야 하기 때문에 간과 신장에 부담을 준다. 고기의 매우 강한 산성은 체내의 pH를 약알칼리로 유지해 주는 신장에 부담을 준다.

고기 자체에는 노폐물과 요소, 요산이 많아 우리 몸에서 만들어 내는 노폐물을 걸러 내기에도 벅찬 형편에 다른 동물의 노폐물까지 걸러 내야 하므로 신장의 부담은 더 커진다. 신장이 손상되면 여과되어야 할 단백질이 오줌으로 나오는데 이를 단백뇨라고 한다.

고기를 좋아하는 사람 중에는 변비 증세를 보이는 사람이 많고 지독한 방귀를 많이 뀐다. 왜냐하면 고기에는 섬유질이 없는데 섬유질이 결핍된 음식은 장에서 노폐물 배설이 더디게 하고 암모니아 같은 질소화합물의 배출을 지연시킨다.

고기를 많이 먹으면 장 주변의 지방층이 두꺼워진다. 그 결과 장 속은 점점 좁아지면서 압력이 높아지고 점막이 안에서 밖으로 밀려나 주머니 모양으로 움푹 파이는데 이것이 게실(憩室)이다. 동물성 단백질은 소화되는 시간이 길어 장속에 오래 있으면서 숙변이 되는데 게실이 있으면 그 안에 숙변이 들어간다. 게실에 숙변이 쌓이면 독소가 발생해 독한 냄새가 난다. 독한 냄새를 내는 숙변이 오래되면 변형되어 폴립이 만들어지고 폴립이 자라서 변이되면 암이 된다.

고기는 위에서 소화되는 시간이 적어도 몇 시간이 되고 다른 음식과 잘못 배합해서 먹으면 소화되는데 2~3배의 시간이 걸린다. 소화시간이 길면 에너지를 소화에 많이 빼앗기고 몸에 독소가 많이 생겨 병과 비만의 원인이 된다.

골다공증과 결장·암과 관련이 깊은 육식

육류와 같은 고단백 식사를 하면 칼슘의 결핍을 초래한다. 육류의 단백질에는 유황, 인과 같은 미네랄이 많이 들어 있다. 이것은 우리 몸을 산성화시키는 주범들이다. 이러한 산성물질들이 많아지면 우리 몸은 산성 미네랄을 칼슘, 마그네슘과 같은 미네랄과 결합시켜 체외로 빨리 배출시킨다. 이렇게 되면 전반적인 신체기능이 떨어지고 내장기관이 손상을 입는다.

고기를 많이 먹으면 대장에서 황화수소가 과량 생산된다. 황화수소는 궤양성 장염을 유발한다. 세균이 과증식하면 황화수소가 생겨나고 이 가스가 혈액 속으로 들어간다. 황화수소는 일단 폐에 들어가면 그 양이 매우 적어도 학습능력과 기억력을 망친다.

고기를 많이 먹으면 세포의 교체와 청소기능이 방해받고 면역기능이 저하되어 결국은 암이 걸릴 확률이 높아진다. 특별히 육식은 결장암과 전립선암과 관련이 많다.

결장은 소화관 하부에 있는 장기로서 대장의 다른 이름이다. 우리가 먹는 음식은 결장의 건강에 엄청난 영향을 미친다. 수많은 암 중에서 결장암처럼 식단과 밀접한 것도 없다. 비타민 B의 합성물인 엽산이 풍부한 음식을 주로 섭취하는 사람은 결장암에 걸릴 확률이 그렇지 않은 사람보다 75% 낮다. 엽산을 가장 많이 함유한 식품은 과일, 진한 녹색 채소, 콩 등이다.

육류의 철분이 뇌 손상을 일으킬 수 있다

채식을 주로 하느냐 육식을 주로 하느냐가 노년에 치매나 노망에 걸릴 확률에 영향을 줄 수 있다. 육식을 주로 하는 사람은 채식을 하는 사람보다 치매에 걸릴 확률이 2배나 높다.

육류에는 포화지방과 뇌에 손상을 입힐 수 있는 철분이 많이 들어 있다. 철분이 뇌에 손상을 입히는 프리래디칼(free radical, 활성산소)의 생산을 촉진한다는 것이 여러 차례 연구에서 입증되었다. 철분과 육류에서 생긴 프리래디칼의 뇌 공격은 치매환자에게서 볼 수 있는 세포 손상을 촉진한다.

고통스런 월경통을 부른다

여성은 대략 15세부터 49세까지 37년 동안 매달 며칠씩 월경을 한다. 지방 섭취를 많이 할수록 초경이 앞당겨지고 유방암 발생이 높아지며 월경기간도 길어지고 월경통도 심하다.

식사의 종류가 월경주기, 월경통에 영향을 준다. 신선한 과일과 야채, 견과류 등은 여성의 삶의 질을 개선하고 월경이 미치는 부정적인 영향을 감소시킨다.

빨리 성장하면 빨리 늙는다

우리는 어릴 때부터 동물성 단백질이 매우 중요한 영양소라고 배웠다. 우리가 더 크고 더 빠르게 성장하는 데 도움이 된다면 좋은 식품이라고 믿은 것이다. 하지만 그것은 진실이 아니다.

과거에 영양학자들은 빠른 성장과 건강을 동일시하는 잘못을 저질렀다. 빠른 성장은 꼭 좋은 것이 아니다. 빨리 성장하면 노화가 빨리 진행되어 결국 빨리 죽을 확률이 높아진다.

고기를 먹고 싶을 경우 또는 어쩔 수 없이 고기를 먹어야 할 경우에 먹은 고기의 10배 이상의 야채를 꼭꼭 먹으면 체내 잔존 노폐물 역시 대폭 감소된다. 고기 먹은 다음 날은 소화기관이 피곤해 있을 것이므로 꼭 과일과 야채 중심의 식사를 하는 것이 좋다.

육류를 멀리할수록 비만은 물러가고 건강은 가까이 온다.

(2) 햄과 소시지

필자는 어려서부터 햄과 소시지를 좋아했다. 햄과 흰 쌀밥만 있어도 너무 행복하게 식사를 했다. 그런데 어떤 식품전문가는 "만일 가공식품 중 가장 유해한 것이 무엇이냐고 묻는다면 햄과 소시지를 들겠다."고 말한다.

그 이유는 발색제인 아질산나트륨이 들어 있기 때문이다. 지금 햄과 소시지는 물론이고 베이컨 등 육가공품에는 거의 빠짐없이 아질산나트륨이 사용된다. 아질산나트륨의 역할은 첫째 선홍색을 발산시켜 먹음직스럽게 하고, 둘째 이미(異味)를 덮어 줌으로써 맛을 부드럽게 하고, 셋째 식중독 등 미생물 번식을 억제하여 보관성이 좋게 한다.

아질산나트륨 그 자체가 직접 암을 일으키는 것이 아니다. 그런데 이것은 인체의 위에서 육류식품에 필연적으로 들어 있는 '아민'과 결합하여 니트로사민이라는 물질을 만든다. 이 니트로사민이 바로 암을 일으키는 주범이다.

햄은 보통 돼지고기의 넓적다리를 이용하지만 가격을 낮추기 위해 잡다한 부위와 전분 등의 재료를 섞는 경우가 많다. 햄과 소시지는 식품첨가물의 위험과 찌꺼기 육류의 위험이 합쳐져서 다이어트와 건강에 가장 위험할 수 있는 식품이다.

(3) 설탕

어렸을 때 먹을 것이 없었던 때에 우리 부모들은 특별한 날 설탕을 한 숟가락씩 아이들에게 선물로 주셨다고 한다. 제대로 된 먹을거리가 없었던 시절 설탕 한 숟가락은 매우 귀한 먹을거리였다. 그런데 우리가 지금 먹고 있는 설탕이 어떤 존재인지 잘 알아야 한다.

우리나라 사람들이 하루에 먹는 설탕의 양은 1인당 60g이라고 한다. 설탕을 거의 먹지 않는 사람도 있는 것을 고려하면 한 사람이 100g 정도 먹는다는 말이다. 설탕 100g을 섭취하면 면역세포가 5시간 정도 꼼짝하지 않는다고 한다.

설탕은 달콤한 악마다

설탕의 가장 기본적인 형태는 사탕수수 즙이다. 사탕수수 즙을 정제하지 않고 먹으면 건강에 좋다.

그런데 설탕의 제조과정은 다음과 같다. 먼저 사탕수수 줄기를 압착하면 즙이 나온다. 그 즙을 가열하면 걸쭉해지면서 결정으로 변하는데, 원심분리기에 넣고 돌리면 시럽성분이 완전히 제거되고 설탕만 남는다. 남은 설탕을 세척하고 체에 거르면 달지 않은 부분은 모두 제거되고 탈색과정을 거쳐 우리가 흔히 먹는 백설탕으로 변한다.

이런 정제과정을 거치면서 효소와 섬유소, 비타민, 미네랄은 모두 제거된다. 정제된 설탕에는 좋은 성분은 눈 씻고 찾아봐도 없다.

많은 사람들이 설탕 때문에 지방과 포화지방, 경화유와 칼로리가 넘치는 음식을 더 먹게 된다. 당신이 뚱뚱하다면 설탕의 역할이 아주 크다. 과다 섭취하여 남은 설탕은 간에서 글리코겐으로 저장된다. 이것은 결국 엉덩이와 배, 허벅지의 살로 간다.

설탕은 육체적 건강을 해칠 뿐만 아니라 정신적·정서적 안정에 심각한 불균형을 초래한다. 설탕에 중독되면 끊임없이 그것에 탐닉하게 된다.

이 같은 습관은 생각을 흐리게 해 현재로부터 딴 곳으로 주의를 돌리게 한다. 그러나 설탕을 끊으면 설탕을 먹고 싶은 마음이 줄어든다. 중독의 꼬리를 끊는 것은 이처럼 간단하다.

전문가들의 설탕에 대한 평가

"설탕은 독약이다. 그걸 먹는 건 자살행위나 마찬가지다."
　- 미국 여배우 글로리아 스완슨
"설탕은 근대문명이 극동과 아프리카에 제공한 최대의 악이다."
　- 일본인 민간치료사 사쿠라자와 뇨이치
"설탕은 독극물로 분류해야 한다."

- 서양에서 설탕 연구의 선구자 윌리엄 코다 마틴

"설탕의 과잉 섭취는 범죄심리와 밀접한 관계를 갖는다."

- 미국의 실험심리학자이자 정신건강치료사인 알렉산더 샤우스 박사

"설탕은 몸과 마음을 망치게 한다."

- 일본의 자연의학자 다카오 도시카즈

"설탕은 식품으로 적합하지 않다."

- 분자교정의 선구자인 캐나다의 아브라함 호퍼 박사

설탕과 정제당이 나쁜 이유

- 비만을 당뇨병으로 발전시킨다.

- 암의 원인이 된다.

- 심장병이나 뇌졸중 따위의 심혈관 질환을 야기한다.

- 치매를 유발한다.

- 근시의 원인이 된다.

- 범죄와 청소년 비행의 원인이 될 수 있다.

- 머리가 나빠진다.

(4) 과자

과자는 어떤 면에서 꿈의 식품이다. 과자는 태어나서 죽을 때까지 다정한 친구로서 혹은 애인으로서 그저 손만 내밀면 친근한 모습으로 우리를 반긴다. 필자도 어렸을 때부터 매일 과자 없이 못 살았고 커서도 매일 과자를 먹으며 살았다. 그런데 과연 과자는 좋은 음식일까?

과자에도 긍정적인 면과 부정적인 면이 있다. '먹는 재미' 또는 '편의성' 등의 긍정적인 면과 '고칼로리식품', '저수분음식', '식품첨가물'이라는 부정적인 측면이 있다.

과자는 우리의 친구인가 적인가?

과자는 대부분 열량이 높다. 과자는 특별히 다이어트의 '공공의 적'일 뿐만 아니라 건강상에도 심각한 문제를 일으킨다.

과자가 나쁜 이유는 첫째 설탕을 비롯한 정제당이 들어 있는 것이고, 둘째는 쇼트닝과 같은 나쁜 지방이 있는 것이며, 셋째는 수백 종에 달하는 식품첨가물이 들어 있기 때문이다. 특히 과자는 충치의 주원인으로 치과 의료산업의 부흥은 제과산업의 발달에 비례한다.

필자는 초등학생인 두 아이의 학교에서 운동회를 열 때 참가한 적이 있다. 박 터트리기 경주에서 아이들이 박 안에서 떨어지는 과자, 사탕, 초콜릿을 마구 주워 오는 것을 보고 마음이 무척 아팠다. 왜냐하면 과자의 나쁜 점을 잘 알기 때문이다. 그러나 아직도 선생님, 학부모, 아이들은 과거의 필자처럼 과자가 얼마나 나쁜 줄을 모른다. 그냥 어렴풋이 나쁘다고 생각한다.

과자는 수입 밀가루로 만들고 설탕과 버터와 마가린, 각종 화학첨가물이 들어간다. 과자의 유통기간은 대체로 6개월이다. 어떻게 6개월 동안 썩지 않을 수 있을까? 수입 밀가루에 이미 많은 방부제가 들어 있고, 과자 만드는 과정 중에 산화와 변질을 막아 주는 방부제가 많이 들어가기 때문이다.

과자의 대부분은 기름에 튀긴다. 또한 맛을 내기 위해 첨가물로 만든 소스가 들어간다. 과자의 단맛과 기름진 맛에 길들여지면 계속 단맛과 기름진 맛을 찾게 만든다. 과자를 통해 좋지 않은 기름을 계속 섭취하면 우리 몸에 꼭 필요한 필수지방산이 결핍된다. 오메가-3 지방산과 같은 필수지방산이 부족하면 비만뿐 아니라 당뇨병에 걸릴 확률이 높아지고 집중력이 떨어지며 머리도 나빠진다.

식품이 아닌 정크푸드, 과자!

입자가 크고 간격이 촘촘한 탄수화물은 천천히 소화·흡수되지만 작고 성긴 것은 빨리 소화·흡수된다. 이러한 원리에 의해 같은 소재의 식품이라도 찐 것은 당지수가 낮고 튀긴 것은 당지수가 높게 나타난다. 일반적으로 당지수가 높은 음식은 혈당치를 급격하게 올림으로써 생리상의 많은 문제를 야기한다. 설탕을 비롯한 정제당이 해로운 이유가 바로 혈당치를 빠르게 올리기 때문이다. 따라서 과자는 당지수가 높아 우리의 혈당치를 급격히 올린다. 즉 당뇨병의 중요한 원인 제공자다.

필자가 당뇨병이 나은 것은 다른 여러 가지 요인도 있지만 과자를 끊은 것이 제일 큰 요인인 것 같다. 성인이 되어서도 한참 동안 하루에 한 봉지 이상은 과자를 꾸준히 먹었으나 지금은 일 년에 몇 번 먹을까 말까 한다. 지금은 당연히 당수치가 공복 시 100 이하로 안정되었다.

하버드 대학 영양학과 교수인 월터 윌렛 박사는 탄수화물 식품의 경우 오래 익힌 것일수록 또 가공을 많이 한 것일수록 섭취 후 혈당치 상승 속도를 가속시킨다고 말하고 있다. 과자들은 하나같이 당지수가 높다는 것과 또 각종 첨가물들이 무차별적으로 사용된다는 점에서 비만과 건강을 위해 될 수 있으면 먹지 말아야 한다.

사탕은 설탕과 정제 물엿을 넣고 가열·농축한다. 부드러운 캔디의 경우에는 여기에 유화제(emulsifier)와 수소가 첨가된 경화유를 넣는다. 농축이 끝나면 맛을 내기 위해 산미료나 조미료, 향료 등의 첨가물을 넣고 색깔을 좋게 하기 위해 색소를 쓴다. 특수한 사탕 이외에는 사용 원료가 오직 이것뿐이다.

과자의 나쁜 점을 좀 더 알고 싶은 사람은 안병수 씨가 지은 《과자, 내 아이를 해치는 달콤한 유혹》이라는 책을 꼭 읽어 보기 바란다. 어린아이 용으로 나온 같은 내용의 만화책 《과자가 무서워요》도 있으니 아이들에게 읽어 보도록 하면 좋을 것이다.

우리 아이들도 그 만화책을 사주니까 열심히 읽고 한동안 과자를 잘 안 먹었다. 요즘은 가끔 과자를 몰래 먹기도 한다. 그러나 앞으로 더 좋은 음식을 먹을 것이라고 생각한다. 왜냐하면 과자가 나쁘다는 것을 다른 아이들보다 조금 더 알고 있기 때문이다.

(5) 양의 탈을 쓴 이리, 아이스크림

아이스크림의 주원료는 당류와 지방 그리고 물이다. 그런데 물과 지방은 서로 섞이지 않는다. 그래서 식품첨가물 중의 유화제를 넣어 물과 지방이 섞이도록 한다. 아이스크림에는 많은 양의 유화제가 사용된다. 이런 유화제뿐 아니라 각종 맛과 향은 모두 인간이 만든 식품첨가물이다. 아이스크림은 사실 첨가물덩어리다.

설탕의 함량은 상상을 초월한다. 뜨거운 커피보다 냉커피에 훨씬 많은 설탕이 들어가야 단맛을 느끼듯이 찬 음식은 단맛에 대한 역치를 높인다. 따라서 설탕과 당이 많이 들어간다.

많이 들어가는 색소도 문제다. 바나나 맛이라고 해서 천연 바나나가 들어가는 것이 아니라 합성 바닐라 향이 들어간다. 바나나 우유에 바나나가 들어가지 않는 것과 같다.

아이스크림을 먹으면 식품첨가물을 많이 먹게 될 뿐만 아니라 정제당과 나쁜 지방을 동시에 섭취하는 데, 여기에서 '위해성의 상승효과'가 나타난다. 나쁜 당과 지방을 함께 섭취하면 '대사기능 악화'와 '콜레스테롤 상승' 기작이 더욱 촉발될 수 있다.

세계 최대의 아이스크림 회사 '베스킨 라빈스 31'의 상속자 존 로빈스는 어렸을 때 아이스크림 모양의 수영장이 있는 집에서 줄곧 아이스크림을 먹고 자랐다. 베스킨 라빈스의 창업자인 아버지는 병이 들고 동업을 했던 삼촌이 50대 초반에 비만과 질병으로 고생하다 죽었다. 아이스크림을 많이 먹었기 때문이었다.

존 로빈스는 엄청난 유산과 회사와 아이스크림을 버리고 자연식품과 자연으로 돌아갔다. 왜 그랬을까? 세계 최대의 아이스크림 회사를 버릴 정도로 아이스크림이 나쁘단 말인가? 아니면 존 로빈스가 모자라거나 정신이 나간 것인가?

필자는 삼형제 중 장남인데, 어렸을 때 아이스크림 한 통을 동생들과 서로 달려들어 금세 먹어치우곤 했다. 티 스푼이 아니라 밥숟가락으로 5분 안에 다 먹었다. 그런 재미있는 추억이 있는 아이스크림이지만 지금은 거의 먹지 않는다.

아이스크림을 먹으면 유화제, 유지방, 정제당을 소화하는 데 상당한 에너지가 소모된다. 특별히 건강하고 몸이 날씬해지려는 사람은 아이스크림과 빙과류를 결코 먹어서는 안 된다.

"모르는 게 약이다."라고 이야기하는 사람은 언젠가 쓴 약을 많이 먹을 것이다. 콩 심은 데 콩 나고 팥 심은 데 팥 나는 것이 자연의 원리이며 건강의 원리다.

(6) 몸에 쌓이는 독소, 식품첨가물

가공식품을 만들 때 보존과 유통기한을 늘리고 색깔이나 맛 모양을 좋게 하기 위해 여러 가지 화학물질을 첨가하는데 이를 '식품첨가물'이라

한다.

야누스의 두 얼굴 식품첨가물

2008년 말 기준으로 한국에서 식품첨가물로 허가되어 있는 품목은 화학적 첨가물 403종, 천연첨가물 202종, 혼합제제류 7종이다. 우리가 알고 있는 방부제, 화학조미료, 감미료, 착색료, 착향료, 발색제, 산화방지제, 팽창제, 안정제, 살균제, 산미료 등이 다 식품첨가물이다. 식품첨가물은 식품을 대량생산하고 유통하는 데 없어서는 안 되는데, 그 사용량이 날로 늘고 있다. 그런데 보통 사람들은 식품첨가물의 위험성에 대해 잘 모른다.

우리 몸에는 몸을 구성하는 물질이 아닌 것을 구분하는 능력과 장치가 있다. 우리 몸에 필요 없는 화학물질에 대해서는 거부감을 나타낸다. 그 예가 라면과 자장면이다. 여기에 글루탐산나트륨이 많이 들어가는데, 이를 많이 먹은 사람들이 머리가 아프고 속이 울렁거리는 경우가 있다. 물론 같은 양을 먹고도 그렇지 않고 멀쩡한 사람도 있다. 만약 라면이나 자장면을 먹고 속이 멀쩡하거나 마가린과 쇼트닝을 사용한 빵이나 과자를 먹고도 아무렇지 않은 사람은 괜찮은 것이 아니라 신경이 마비되었을 확률이 많다.

식품첨가물이 우리 몸에 쌓이면 우리 몸의 전초부대인 혀의 미각세포 마비가 찾아와 '미맹(혀의 세포가 마비되어 맛을 못 느낌)'이 된다. 가공식품이 발달된 일본에서 미맹환자가 급격히 늘고 있어 사회문제가 되고 있다. 우리나라도 예외는 아니다.

우리가 먹은 식품첨가물은 간으로 간다. 간에서 해독과정을 겪으면서 비타민, 미네랄과 같은 영양소와 에너지를 소모하고 간기능을 저하시킨다. 그리고 분해되지 않은 식품첨가물은 혈액으로 방출되어 온몸에 돌아다니는데, 이때 면역세포가 이것을 제거한다.

식품첨가물은 면역기능을 혹사시켜 면역기능이 저하된 사람들에게 더 많은 병이 생기게 만든다. 아이들 중에 식품첨가물이 들어간 음식만 끊어도 아토피나 천식이 나아지는 것은 식품첨가물이 직접적으로 면역세포의 기능을 떨어뜨린다는 것을 보여 주는 좋은 사례다. 면역세포에 의해서도 제거되지 않은 식품첨가물은 뇌세포와 조직세포의 직접적인 손상을 가져온다.

가공식품과 함께 들어간 식품첨가물은 체내에 들어가면 50~80%는 호흡기나 배설기관으로 배설되지만 나머지는 몸속에 축적된다. 보통 하루에 100여 종의 식품첨가물을 섭취하게 되는데 각 첨가물의 독성도 의심되지만 이것이 인체에서 섞여 새로운 화합물이 생성될 수도 있다. 이것에 대한 독성은 아무도 모른다.

우리나라에서 과자나 아이스크림, 빙과류에 가장 많이 쓰이는 황색4호 색소는 아이들의 전두엽에 직접 손상을 주어 과잉행동장애를 유발한다고 보고되었다. 또한 이것은 알레르기와 천식, 체중 감소, 설사 등을 유발할 수 있는 색소로 미국식품의약국(FDA)은 이들 색소를 첨가할 경우 제품에 사용상의 주의를 표기토록 하고 있다.

우리가 즐겨먹는 인스턴트 라면의 주원료는 '흰 밀가루'와 '첨가물'이다. 일본에서의 연구 결과를 보면 아무리 건강한 사람이라도 인스턴트 라면을 3주간 계속 먹으면 반드시 뇌와 정신에 이상이 생긴다고 경고하고 있다.

필자는 어릴 때 두 동생들과 함께 3일 동안 라면 한 박스(그때는 50개가 들었음)를 먹은 적이 있다. 결혼 전까지만 해도 매일 라면을 먹은 것 같다. 그만큼 라면을 좋아했다. 하지만 지금은 어쩔 수 없는 상황이 아니면 거의 안 먹는다.

"매일 라면을 먹고 건강하고 날씬하게 살 수 있을까?"라고 필자에게 예전에 물으면 "이렇게 맛있는 걸 어떻게 안 먹느냐?"라고 화를 냈다. 그러나 지금 누가 라면을 먹고 있으면 욕을 듣더라도 먹지 말라고 말리고 싶다.

교실 붕괴의 주범은 식품첨가물?

미국의 유명한 알레르기 전문의 파인골드 박사는 정서가 불안하고 난폭하며 집중이 잘되지 않는 아이들은 식품첨가물이 많이 든 음식을 먹어서 그렇다고 밝혀냈다. 특히 방부제인 살리실산, 착색료, 향료가 인간의 신경에 미치는 영향에 대한 임상결과를 보도하여 미국 의학계에 충격을 준 일이 있었다.

일본 원로 심리학자인 이와테 대학의 오사와 히로시 교수는 청소년문제 전문가로 오랜 기간 중·고등학생들의 심리상태에 대해 연구해 왔다.

그는 1970년대 중반 이후 청소년들의 교내폭력 문제가 급격히 증가하는 시점에 주목하면서 그 원인을 찾고 있었다. 놀랍게도 그것은 식생활에 있었다. 바로 식품첨가물이었다. 식품첨가물이 아이들을 난폭하게 만들었다.

우리나라는 어떨까? 과연 미국과 일본만의 일인가?

식품첨가물로 허가된 것은 안전한가?

식품첨가물의 평균 1인당 하루 섭취량은 8~11g, 1년 섭취량은 4kg에 달한다. 1970년대 초반 1인당 연간 소비량이 2kg 전후였던 것이 최근에는 2배로 증가하여 약 4kg에 달하고 있다. 식품첨가물 4kg이라고 하면, 우리가 들고 다니는 큼직한 가방 하나를 채우고도 남을 양이다.

식품첨가물 허가 절차는 의약품에 비해 무척 허술하다. 식품에 직·간접적으로 첨가되는 성분은 3,800종이 넘는다. 이 물질들 가운데 발암성, 돌연변이성, 기형성 등의 유해성 테스트를 모두 받은 물질은 극히 일부분에 지나지 않는다. 그런데 식품첨가물을 자세히 살펴보면 어느 나라에선 허가된 것이 다른 나라에선 금지되고 있다. 안정성에 의심이 가는 대목이다.

식품첨가물이 많이 들어 있는 음식을 될 수 있는 한 먹지 말아야 한다. 암과 같이 치명적인 결과가 나타날 수도 있고, 이것을 해독하는 데 너무 많은 효소와 에너지를 사용한다. 에너지가 많이 낭비되면 어떻게 되는가? 당연히 살이 찌고 면역력이 떨어진다.

가공하지 않은 음식을 많이 먹도록 노력해야 한다. 이것이 무병장수의 비밀이다.

(7) 우유와 유제품 - 최대 논란의 식품

음식에 대해 아주 잘못된 믿음이 있는데, 그 중에 대표적인 것이 우유와 유제품에 관한 것이다.

우유는 송아지에게 맞는 음식이다

태어난 송아지는 무게가 40kg 정도 나가는데 단 2년 만에 450~900kg까지 성장한다. 사람의 아기는 2.5~4.5kg 정도이며, 성인이 된다 해도 대부분 50~80kg쯤이다.

소와 사람은 필요로 하는 영양소가 완전히 다르다. 우유에 많이 들어 있는 단백질인 카제인은 소에게 맞는 단백질이지만 사람에겐 매우 소화하기 어려운 단백질이다. 우유는 우리 몸에서 쉽게 소화되지 않는다. 우유는 우리 몸에서 분해하는 효소가 부족한 음식이다.

그러나 우리는 몸에 좋다고 생각하고 억지로 먹고 있다. 인류의 75%가 유당과민증인데, 그 중에서도 아시아 인종의 95%가 유당을 분해하지 못한다. 우유는 배의 팽만감, 가스 충만, 변비, 설사의 원인이 된다.

우유가 건강에 진짜 나쁜 이유?

지금의 소들의 사육 환경은 옛날과 다르다. 좁은 공간에서 운동도 하지 못하고 사료만 먹고 큰다. 소들의 성장을 촉진하기 위해 성장호르몬을 사용하는데, 이 호르몬은 고기와 젖에 남아 있다가 사람의 몸에 들어오면 여성호르몬처럼 작용한다. 호르몬의 증가는 쉽게 성장을 촉진시키기도 하지만 우리 몸을 여성화시키며 암 발생을 유발하기도 한다.

우유에는 칼슘이 너무 많으므로 다른 미네랄과의 균형이 나쁜 음료다. 칼슘이 나쁜 것이 아니라 다른 미네랄과의 불균형이 문제다.

즉 우유에는 다량의 칼슘이 들어 있으나 마그네슘의 함량은 칼슘의 10분의 1이다. 마그네슘이 부족하면 모든 근육의 떨림이나 틱장애(tic disorder), 이유 없는 허탈감이나 우울증 현상이 올 수 있다. 우유는 인간에게 좋은 구성비가 아니라 갓 태어난 송아지에게 최고의 균형이다. 그런데 이상한 것은 송아지가 1.5세가 지나서 다 크게 되면 우유를 전혀 먹지 않는다는 것이다. 우유의 구성 영양이 다 자란 소에게는 맞지 않는다는 사실을 본능적으로 알기 때문이다.

고기, 생선, 달걀, 우유의 최대 특징은 수준 높은 고단백 고지방에 있다. 인간은 원래 이 정도의 고단백 고지방의 음식을 분해할 소화효소가 많지 않다. 단백질을 폴리펩타이드라고도 부른다. 100개 이상의 아미노산이 연결돼 있는 물질을 폴리펩타이드라고 하는데 소화되지 못한 상태로 장에서 흡수되면 알레르기 증상이 나타난다. 우유에 많은 단백질인 카제인이 완전히 소화되지 않은 채 흡수되면 알레르기를 일으키는 원인이 된다.

소화효소를 낭비시키는 요인이 바로 고단백 식사다. 이 책에서 수없이 강조하는 것이 음식의 소화시간과 소화에 들어가는 에너지효율이다. 우유와 유제품은 소화 에너지가 아주 많이 소모되는 식품이다.

양질의 단백질을 섭취하려면 아미노산으로까지 분해되어 있는 것, 즉 과일과 야채를 먹어야 한다.

우유와 유제품의 부작용?

● 우유는 알레르기를 유발할 수 있다

요즘 아이들에게 알레르기가 많은 것은 우유와 유제품을 많이 먹는 것이 주요 원인일 수 있다. 우유 알레르기는 소화기, 호흡기, 피부에 질병을 일으킨다.

● 비만의 원인이 된다

우유의 지방은 약 60% 정도가 포화지방이며 콜레스테롤도 많다. 모유로 자란 아이보다 분유나 우유를 먹고 자란 아이들에게 동맥경화의 전조라고 생각되는 증상이 많다는 보고가 있다. 유지방은 살을 찌게 하고 체지방을 축적시켜 비만의 원인이 된다.

● 골다공증의 원인이 될 수 있다

1년에 57억kg의 유제품을 소비하는 미국이 세계에서 골다공증이 가장 많은 나라 중 하나다. 우유가 골다공증을 예방한다고 선전하지만 오히려 우유를 마시면 뼈가 물러지고 골절 위험이 높아진다. 이 사실은 하버드 의과대학이 7만 8,000명의 여성을 대상으로 12년 간 연구한 결과 증명되었다. 세계에서 1인당 유제품 소비가 가장 많은 나라는 미국, 영국, 스웨덴, 핀란드다. 세계에서 골다공증환자가 제일 많은 나라는 미국, 영국, 스웨덴, 핀란드다.

유제품 소비가 가장 적은 나라는 아프리카와 아시아 국가들이고 골다공증 발병률이 가장 적다. 중국 사람들은 유제품을 좋아하지 않는다. 그들은 유제품의 냄새와 맛을 이상하다고 여긴다. 그런데 그런 중국에서 골다공증이라는 단어가 없다고 한다.

우리가 오랫동안 믿어온 것처럼 우유와 유제품이 골다공증을 예방해주지 않는다. 그와 반대로 많은 연구들은 과일과 야채가 골다공증을 예방한다는 것을 보여 준다.

● 전립선암의 원인이 될 수 있다

미국 남자들이 가장 많이 걸리는 암 가운데 하나가 전립선암이다. 유제품을 많이 소비하는 남자가 전립선암에 걸릴 가능성은 그렇지 않은 남자보다 70%나 높다. 과일과 야채에 많은 파이토케미컬 중의 하나인 리코펜을 주로 섭취하는 남자가 전립선암에 걸릴 가능성은 그렇지 않은 남자보다 45%나 낮다. 리코펜이 가장 많이 들어 있는 식품은 토마토다.

• 우유는 빈혈을 발생시키고 초경을 빠르게 한다

우유는 위장 출혈을 일으키고 철분 부족을 유발해 빈혈을 발생시킬 수 있다. 우유에 포함된 성장 호르몬은 여자 아이의 초경을 빠르게 하고, 빠른 초경은 유방암과 자궁암의 발생률을 높인다.

우유보다는 두유를 먹어라

우유는 두유에 비해 9배나 많은 포화지방을 함유하고 있다. 따라서 심장질환에 기여할 가능성이 높다. 두유는 우유에 비해 10배나 많은 필수 지방산을 함유하고 있다. 따라서 훨씬 건강에 좋은 지방을 제공하고 있는 것이다.

우유는 한 컵 당 콜레스테롤 34mg 을 함유하고 있는 반면 콩음료에는 없다. 우유가 전체 콜레스테롤 수치와 LDL(악성콜레스테롤)수치를 높이는 반면, 콩음료는 전체 콜레스테롤 수치와 LDL수치를 낮춘다. 두유가 당신의 건강에 좋은 이유가 바로 이런 데 있다.

우유와 달리 콩음료는 심장질환과 암 발병을 낮추는 파이토에스트로겐을 제공한다. 하루에 두 번 두유를 마시는 남자는 그렇지 않은 남자에 비해 전립선암에 걸릴 확률이 70%나 낮다. 변비약으로 치료할 수 없을 정도로 만성 변비에 걸린 어린이가 우유대신 두유를 마시면서 치유된 비율은 44%다.

유제품은 어떤가?

치즈 450g을 만드는데 우유 4.5kg이 필요하다. 우유가 나쁘다면 농축된 제품인 유제품은 더 나쁜 영향을 미친다. 우유는 소에게 주는 성장호르몬 외에 에스트로겐, 프로스타게론, 테스토스테론, 플로락틴 등 소호르몬을 함유하고 있다. 치즈는 포화지방이 풍부할 뿐 아니라 호르몬이 더 많이 농축되어 있다. 우유호르몬은 인간에게도 영향을 끼칠 수 있다. 우유를 더 많이 마시고 유제품을 더 많이 먹을수록 더 많은 호르몬을 섭취하게 된다. 치즈와 같은 유제품은 우유의 부정적인 측면이 더욱 강조된 식품이다.

우유와 유제품은 성장을 촉진한다. 과학은 천천히 성장하고 늦게 성숙하는 것이 노화를 늦추며 장수에 좋다고 말한다.

(8) 튀김음식

튀김음식은 비만과 건강을 위해 꼭 피해야 하는 식품이다. 튀김음식은 우리 몸에 가치 있는 그 무엇도 공급하지 못할 뿐더러 오히려 소화계통의 업무를 과중하게 만들고 오염시킨다. 고온의 기름에 튀긴 음식물은 체내에서 파괴적인 위력을 나타낸다. 닭튀김이나 생선튀김, 감자튀김, 양파튀김, 도넛과 같은 음식물은 모두 건강과 다이어트 성공을 방해한다.

건강을 원한다면 튀김음식을 자제해야 한다

튀김음식이 나쁜 것은 기름이 열에 의해 산화된 기름으로 되기 때문이다. 산화란 한마디로 '녹슨' 상태다. 껍질을 깎은 사과를 방치해 두면 몇 시간도 지나지 않아 표면이 갈색으로 변하고, 쇠못을 오랫동안 사용하지 않으면 변색한다. 이것은 모두 산화 때문이다. 산화란 모든 질병과 노화의 원인이다.

통상적으로 튀김음식은 섭씨 180도에 달하는 고온에서 튀겨진다. 기름에 튀긴 음식을 매일 먹으면 비만, 심장병, 뇌경색, 당뇨병이 걸릴 확률이 높아진다. 가열한 기름을 쓴 요리는 백혈구 세포의 기능을 상실케 하고 면역기능을 저하시킨다.

또한 튀긴 기름은 소화기관의 내벽에 기름막을 만들어서 위벽이나 장벽에서 나오는 소화액 및 소화효소의 분비를 정지시킨다. 동시에 음식 속의 영양이나 효소를 소화기관이 흡수하기 곤란하게 만든다. 그 결과 기름과 더불어 섭취한 단백질은 부패하고 탄수화물은 발효하면서 독혈증이 생긴다. 산화된 기름이 체내에 끼치는 악영향은 상상하기 어려울 정도로 크다.

감자튀김에 발암물질, '아크릴 아마이드'

아크릴 아마이드는 탄수화물 식품을 고온에서 가공할 때 생성되는 성분이다. 강력한 발암물질의 하나로 의심받고 있는 이 성분은 감자를 원료로 한 튀김식품에서 주로 검출된다.

얼마 전 식품의약품안전청에 의해 우리나라의 감자튀김과 포테이토칩에도 이 물질이 들어 있다는 사실이 확인됐고 언론들도 대서특필했다. 멜라민 폭풍이 가시기도 전에 식품업계는 물론 사회 전체가 큰 소용돌이에 휩싸였다.

요즘 젊은 세대들은 유독 튀김식품을 즐겨먹는다. 포테이토칩, 튀김과자, 돈가스, 탕수육, 프라이드치킨 등 찜보다는 튀김을 선호한다. 특히 어린아이의 경우 두부는 먹지 않아도 유부는 먹고 스낵도 오븐에서 굽기만 한 것보다는 조금이라도 끓는 기름에 담갔던 것을 좋아한다. 아크릴아마이드는 감자튀김에서 주로 검출되지만 비스킷, 크래커, 피자 등 가공식품에서도 많이 검출된다.

나쁜 지방은 다시 나쁜 지방을 부른다

학창시절 필자는 거의 매일 길거리 튀김을 사먹었다. 고등학교 때까지 철의 위장을 가졌다고 자랑했는데 그 뒤부터는 소화가 잘되지 않고 몸에 이상이 생기면 꼭 체했다. 얼마 전까지도 튀김음식을 많이 먹었다. 그러나 그것이 얼마나 나쁜 것인지 알고 나서 이제는 튀김음식을 거의 먹지 않는다. 필자 개인적으로는 아마 음식 중에 가장 끊기 힘든 것이 튀김음식이었을 것이다.

《병 안 걸리고 사는 법》을 쓴 신야 히로미 박사가 튀김음식을 먹지 말고 먹고 싶으면 한 달에 한 번만 먹으라고 책에서 이야기할 때 필자는 '그렇게 맛있는 것을 어떻게 안 먹나?'라고 생각했다. 하지만 지금은 '어떻게 그렇게 나쁜 것을 먹을 수 있나?'라고 바뀌었다.

아마 예전의 필자처럼 튀김음식 중독증에 걸린 사람들이 많을 것이다. 사람의 몸은 메아리와 같다. 나쁜 지방은 나쁜 지방을 부르고 좋은 음식은 좋은 음식을 부른다.

(9) 청량음료

과당이 많이 함유된 옥수수 시럽(HFCS, high-fructose corn syrup)은 가장 보편적으로 청량음료의 단맛을 내는 성분으로서 과체중과 당뇨에 직접적인 관련이 있다. 이 옥수수 시럽은 몸이 '배부르다'라는 느낌을 모르게 만든다.

탄산음료는 비만과 위궤양의 주요 원인?

"청량음료는 액체로 된 사탄이다."라는 말이 있다. 청량음료에서 우리 몸속에 들어가도 될 만한 성분은 하나도 없다. 청량음료는 상큼한 '청량감'을 내기 위해 '인산염'을 쓴다. 인체는 인 함량이 높아지면 칼슘 손실을 증가시킨다. 즉 청량음료는 골다공증의 주요 원인 제공자다.

청량음료와 같이 단순당이 함유된 음식을 먹으면 대부분의 사람이 문제를 겪게 된다. 탄산음료를 많이 마시는 아이는 폭력성이 높다. 탄산음료를 마시면 카페인을 다량 섭취하게 된다. 콜라 한 병에는 40㎎의 카페인이 들어 있다. 카페인은 중추신경을 자극해 불안과 흥분을 거쳐 일시적인 정신착란 상태, 근육의 긴장과 경련, 심장혈관의 장애를 가져온다. 특히 카페인은 생체막을 자유롭게 통과하기 때문에 임산부가 먹으면 태아가 잘 자라지 않고 저체중아가 태어날 확률이 높다.

청량음료를 많이 먹으면 절대로 살을 뺄 수 없다

청량음료의 주요 성분인 카페인은 일종의 마약이다. 중독성이 있기 때문이다. 카페인은 신장에 작용해서 소변의 양을 늘린다. 카페인은 이뇨작용이 있어 탈수시키는 작용을 한다. 청량음료를 많이 마시면 수분이 부족해진다. 수분 부족은 비만과 노화와 암의 원인이 된다.

청량음료 속의 물은 우리 몸에서 갈증을 공복감으로 혼동하게 한다. 청량음료를 많이 먹으면 몸이 요구하는 것보다 음식을 더 많이 먹는다. 카페인이 함유된 청량음료로 인한 탈수는 시간이 지나면서 체중의 증가로 이어진다.

(10) 패스트푸드

패스트푸드는 빨리 죽고 싶은 사람들의 음식이다. 패스트푸드는 실험실에서 조제된 향을 풍기고 화학조미료로 한층 깊어진 맛을 내고 화학색소로 더욱 화사한 색깔을 낸다.

패스트푸드가 더욱 나쁜 것은 트랜스지방과 포화지방이 많이 들어 있는 것이다. 패스트푸드는 포화지방, 설탕, 경화유, 콜레스테롤, 고열량으로 중무장한 식품이다. 패스트푸드는 무기질, 비타민, 섬유소의 함량이 적다. 따라서 영양 불균형을 가져온다. 흡수 속도가 빠른 것도 문제다. 췌장에 많은 부담을 주기 때문이다. 췌장이 피곤해지면 당뇨병이 생길 확률이 높아진다.

건강한 패스트푸드는 없다

클린턴 전 미국 대통령은 패스트푸드 애호가로 유명하다. 항상 햄버거를 즐겨 먹었다. 그가 결국 심장병 수술을 받게 되자 클린턴 대통령의 지지자들은 더 이상 패스트푸드를 먹지 말라고 애정 어린 충고를 했다.

클린턴 대통령과 함께 패스트푸드 애호가로 유명한 허커비 아칸소주 주지사는 130㎏가 넘는 체중으로 한때 고생했다. 어느 날 회의를 주재하러 의자에 앉았다가 의자가 부서지는 창피를 당했다. 그러고 나서 패스트푸드를 끊고 살을 빼서 새사람이 되었다. 그 후 그는 패스트푸드를 몰아내는 선구자가 되었다.

패스트푸드는 소아비만의 주범이다

요즘 어린이들은 여러 가지 이유로 패스트푸드를 즐겨 먹는다. 패스트푸드는 육류와 기름기, 당분 등이 다량 함유된 기름진 고열량 식품이다. 삼겹살의 지방비율이 25%인 데 반해 햄버거는 40%나 되고 피자 보통 사이즈는 35%나 된다.

소아비만은 어른비만보다 심각하다. 어른이 살 찔 때는 지방세포의 크기가 커지는 것이지만 성장기의 어린이는 지방세포의 수가 늘어난다. 지방세포의 수가 늘어나면 살을 빼기도 어렵고 언제든지 다시 찔 가능성이 많다. 비만 어린이의 30~40%는 지방간, 고지혈증에 동맥경화까지 갖게 되어 평생 병과 싸워야 한다.

패스트푸드를 많이 먹으면 천식에 걸릴 확률이 높은데, 그 이유는 사람들은 천식이 기관지가 나빠서 생기는 것이라고 생각하지만 위와 장의 소화불량에서 생기는 병이기 때문이다. 패스트푸드를 많이 먹으면 위장이 좋을 수가 없다.

패스트푸드를 먹은 다음날 대변의 색을 한번 보라. 섬유질이 부족하기 때문에 대부분 색이 짙고 냄새가 고약하다. 과일과 야채를 많이 먹은 다음날 대변과 비교해 보면 더 큰 차이를 알 수 있다.

건강한 패스트푸드는 없다.

패스트푸드의 다른 이름은 정크푸드(쓰레기음식)다.

(11) 양의 탈을 쓴 늑대, 트랜스지방

우리 뇌의 고형분 중 60%는 지방으로 이루어져 있다. 좋은 지방을 먹어야 건강하고 날씬할 뿐 아니라 머리도 좋아진다. 좋은 지방의 대표적인 것이 오메가-3 지방산이다.

지방 중에 진짜 나쁜 것은 포화지방과 트랜스지방이다. 바로 이 두 가지가 우리 몸을 뚱뚱하게 만들고 여러 가지 질병을 일으키며 뇌 건강에도 심각한 영향을 끼친다.

포화지방과 트랜스지방은 고체지방이라서 실온에서 단단해진다. 슈퍼마켓에 진열되어 있는 고깃덩어리에서 보이는 흰 부분이 바로 포화지방이다. 또한 버터, 치즈, 마가린, 우유, 빵 등에도 포화지방이 들어 있다.

나쁜 지방의 우두머리, 트랜스지방

트랜스지방은 원래 액체 기름이었던 것을 여러 식품에 사용하기 위해 가공해서 고체 기름으로 만든 것이다. 트랜스지방은 '식물 경화유' 또는 '쇼트닝'이라고 부르는 '가짜기름'이다.

트랜스지방은 자연에는 존재하지 않는 것이다. 트랜스지방은 공장에서 만들어진 인공지방으로 심장질환을 증진시킨다. 트랜스지방은 분명히 암을 증진시키고 콜레스테롤 수치를 높인다. 또한 포화지방보다도 동맥경화를 일으킬 가능성이 더 높다.

트랜스지방은 크래커, 쿠키, 케이크, 냉동식품, 스낵과 같은 가공식품 어디에나 들어간다. 트랜스지방은 분자구조가 필수지방산과 매우 유사하다. 이로 인해 우리 몸은 트랜스지방산을 미처 구별해 내지 못한다. 트랜스지방은 필수지방산의 정상적인 활동을 저해하고 귀중한 오메가-3 지방산의 결핍을 초래한다. 트랜스지방은 뇌를 비롯한 몸 전체의 세포막과 호르몬효소 등 각종 생체기능 조절물질의 구조를 왜곡시킨다.

트랜스지방을 많이 먹으면 머리가 나빠진다

지방 섭취가 정신상태와 지적 능력에 밀접하게 연관되어 있다. 트랜스지방은 뇌세포를 교란시킨다. 뇌는 중량으로는 체중의 3%에 불과한 작은 기관이지만 사용하는 에너지는 몸 전체의 절반이나 된다.

트랜스지방을 지속적으로 먹고 자란 아이는 지능장애를 가지기 쉽다. 어린아이뿐만 아니라 성인도 트랜스지방을 계속 먹는 경우 지적 능력이 감퇴한다는 연구는 무수히 많다. 트랜스지방이 뇌세포의 DHA 자리를 미리 차지함으로써 뉴런의 기능에까지 지장을 준다.

트랜스지방은 생리활성물질을 교란시킨다. 그 결과가 위궤양을 비롯한 수많은 심신상 장애들의 원인이 된다. 트랜스지방에 의한 효소의 불활성화 문제가 아토피성 피부염의 원인이 된다. 트랜스지방은 심장병을 유발시킨다. 8만 5,000명을 조사한 결과 매일 마가린 40g을 먹는 여성은 거의 먹지 않는 사람보다 심혈관질환에 걸릴 확률이 70%나 높게 나왔다.

또한 트랜스지방은 당뇨병의 원인이 된다. 잘못된 지방 섭취가 당뇨병을 유발할 수 있다. 나쁜 지방을 지속적으로 먹으면 우리 몸의 면역시스템에 이상이 생긴다. 잘못된 면역시스템은 질병의 원인은 차단할 생각은 하지 않고 엉뚱하게 췌장의 인슐린 분비세포와 인슐린 수용체의 정상적인 기능을 봉쇄하려 한다. 그 결과로 인슐린 의존형 당뇨병이 발병한다.

앞으로는 식품을 구입할 때 성분을 꼼꼼히 살피고 트랜스지방을 피할 것을 권한다. 트랜스지방은 머리를 나쁘게 할 뿐만 아니라 심혈관질환, 아토피와 비만을 촉진한다.

트랜스지방을 가까이 해서 얻을 수 있는 것은 비만과 질병이다.

(12) 식용유

일반적으로 포화지방인 동물성 기름은 몸에 나쁘고 불포화지방인 식물성 기름은 좋다고 생각한다. 그러나 그것은 잘못된 생각이다.

정제기술이 발달하지 않았을 때 먹던 기름은 눌러 짜서 먹는 압착유였다. 요즘에 우리가 먹는 식용유는 헥산이라는 유기용매를 사용해서 기름 성분만 뽑아내고 다른 유효 성분들을 제거하는 정제과정을 거친다. 특히 고온의 탈취과정을 통해 효소를 비롯한 유익한 성분이 없어진다.

식물성 기름이 좋다고 하는 것은 식물성 기름 안에 들어 있는 불포화지방산 때문이다. 불포화지방산에는 오메가-3 지방산과 오메가-6 지방산이 있다. 두 지방산의 섭취비율이 1:1 내지는 1:4 정도여야 우리 몸은 건강하게 유지된다. 그러나 식물성 기름을 정제해 먹음으로써 오메가-6 지방산의 섭취비율이 수십 배로 늘었다. 이것은 만성질환의 원인이 된다. 오메가-6 지방산을 많이 먹으면 몸에서 염증을 일으키는 국소호르몬이 생산된다.

최근 트랜스지방이 나쁘다는 사실이 소비자들에게 알려져서 몸에 좋은 기름으로 바꾼다고 홍보를 하고 있다. 그러한 대체품 가운데 하나가 해바라기유인데 해바라기유는 홍보하는 만큼 건강에 좋지 않다. 왜냐하면 해바라기유는 오메가-6 지방산 함량이 매우 높기 때문이다.

우리가 먹고 있는 식용유들의 오메가-3와 오메가-6 지방산의 비율은 다음과 같다.

옥수수기름 1:57　　해바라기기름 1:71　　올리브유 1:8
대두유(콩기름) 1:7　　채종유 1:2　　　　아마씨유 1:0.3

날씬해지고 알레르기 질환을 치료하고 면역력을 높이려면 식용유의 사용을 자제하고 각종 튀김음식을 덜 먹어야 한다. 지방을 기름보다는 자연 그대로의 상태로 섭취할 때 질병 예방효과를 얻게 된다.

(13) 흰 쌀, 흰 밀가루 - 탄수화물 중독증의 주범

흰 쌀, 흰 밀가루, 흰 설탕은 다이어트에 좋지 않고 건강을 망치는 3백(三白) 식품이다. 이런 정제 탄수화물은 몸에 좋지 않다. 그러나 현미밥과 통밀빵은 위험하지 않다. 왜 그럴까?

곡류는 영양분이 겉 부위에 있다. 그런데 우리는 영양분의 보고는 깎아내고 안쪽에 있는 탄수화물 덩어리만 취한다. 여기에는 탄수화물과 지방질 또는 인체에 그다지 필요 없는 물질만 들어 있을 뿐 비타민, 미네랄, 섬유질 등의 유익한 성분들은 거의 없다.

밀은 빨리 분해되기 때문에 인슐린에 부정인 영향을 끼친다. 건강하고 날씬해지려면 가급적 밀가루 음식은 피하고 호밀이나 통곡물로 만든 것을 먹는 것이 좋다. 밀에는 글루텐이라는 단백질이 들어 있다. 글루텐은 소화기관에서 끈적끈적한 물질을 만드는데, 이 물질은 끈적끈적하고 소화하기 어려워서 독성 물질과 가스를 만드는 유해한 박테리아를 많이 생성한다. 사람의 위는 글루텐을 이물질로 인식하여 거부반응을 일으키는데, 이것이 만성위장병의 원인이 된다.

만성위장병은 몸무게를 줄어들게 하고 설사를 유발하고 필수비타민과 미네랄을 충분히 흡수하지 못하게 한다. 특히 요즘 밀은 대량으로 생산하기 위해 글루텐을 많이 함유하도록 유전자 조작이 되어 있다.

얼마 전까지 필자도 빵과 면류를 너무 좋아하는 탄수화물 중독증 환자였다. 그 결과 당뇨병까지 얻었다. 이것을 고치는 좋은 방법 가운데 하나가 3백(三白) 식품은 멀리하고 좋은 탄수화물을 먹는 것이다.

흰 것을 가까이 하면 건강과 날씬함이 달아난다.

(14) 커피

물 다음으로 가장 많이 마시는 음료, 커피

세계인이 매일 마시는 커피 소비량은 25억 잔이다. 커피는 현대인의 생활에서 빼놓을 수 없는 기호식품이다. 식후나 업무 중간에 또는 회의 중에 커피는 빠지지 않는다. 커피를 마시는 이유는 향이나 맛을 즐기려는 것도 있지만 무엇보다도 커피를 마시면서 잠이나 피곤을 떨쳐버리려는 이유가 크다. 커피의 이런 효과는 바로 카페인 성분에서 나온다.

카페인은 콜라 한 잔에 40~60㎎, 홍차 한 잔에 50㎎ 정도 들어 있고 원두커피에는 100~150㎎, 인스턴트커피에는 75㎎이 들어 있다. 카페인은 대뇌피질을 자극해 각종 효과를 일으킨다. 커피의 카페인은 실제로 뇌를 활성화시키는 작용이 있어 집중력이 향상되고 일의 능률도 올라가는 것 같은 효과를 준다. 그러나 문제는 이러한 효과가 일시적으로 피로를 잊게 할 뿐 뇌는 그대로 피곤한 상태라는 점이다. 한순간의 '속임수'인 것이다.

카페인 섭취가 습관이 되면 그 마시는 양 또한 늘어난다. 섭취량이 많아지면 카페인의 대뇌피질 자극 효과가 과해지고, 이는 뇌에 활력을 주는 것이 아니라 오히려 흥분 상태에 빠지게 만든다. 이렇게 중독이 된 상태에서 카페인 양이 줄어들면 불안해지고 초조해진다. 공황장애와 비슷한 증상을 보인다.

카페인은 두통, 과민성 위염, 과민성 방광염, 설사, 소화성 궤양, 변비, 피로, 불안과 우울증을 일으키는 원인이다. 우리 몸은 몸속을 깨끗하게 청소하기 위해 중요한 효소를 스스로 만들어 낸다. 하지만 카페인은 그런 효소의 작용을 방해한다. 스트레스 호르몬 수치를 높이고 신경 수용체 부위를 민감하게 만드는 것도 카페인이다.

커피믹스를 자주 마시면서 날씬해지려고 바라는 것은?

커피믹스나 자판기 커피의 칼로리는 원두커피의 20배에 달한다. 커피믹스에는 설탕과 커피크리머가 들어 있기 때문인데, 특히 커피크리머는 우리 몸에 아주 나쁘다.

흔히 프림이라고 불리는 커피 첨가제는 커피크리머(coffee creamer, whitener)가 올바른 이름이다. 이 크리머는 커피의 신맛을 억제하고 고소한 맛을 내기 위해 사용한다.

크리머의 주성분은 경화야자유를 사용한다. 이 경화야자유는 다른 말로 트랜스지방이다. 여기에 물과 잘 섞일 수 있도록 유화제가 첨가되는데 좀 역한 냄새가 있기 때문에 향료, 안정제, 물엿 등이 더 첨가된다. 따라서 커피크리머는 다이어트뿐만 아니라 건강에도 안 좋다.

건강해지고 날씬해지려면 커피를 먹지 않던가 정 먹고 싶다면 커피믹스를 먹지 말고 원두커피를 마시는 것이 좋다. 그리고 오전에는 절대 먹지 말고 꼭 먹고 싶으면 흡수 시기인 오후에 딱 한두 잔만 먹도록 하자.

우리 몸에서 커피크리머와 카페인을 해독하려면 많은 에너지가 소모되고 에너지가 소모되면 독소가 쌓이고 그 결과 살이 찐다. 그러므로 커피믹스를 하루에 몇 잔씩 마시고 계속 건강해지며 날씬해지기를 바라지 마라. 우리 몸은 우리가 먹은 음식으로 결정된다.

커피 먹기 전에 물 1~2잔을 마시면 커피로 인한 탈수현상을 완화시켜 줄 수 있다. 커피보다는 물을 자주 마시도록 하자.

(15) 약

우리 몸은 원래 건강하게 살 수 있도록 설계되어 있다. 좋은 음식을 먹으면 약을 점점 줄일 수 있다. 약은 질병의 원인을 개선하는 것이 아니다. 약을 먹으면 우리 몸의 장내에 존재하는 유용균이 크게 손상되어 죽음 직전에 처한다. 특히 항생물질과 항암제는 유용균을 죽이고 강력한 부작용을 일으킨다. 약은 질병 예방에는 무력하다.

제약시장은 대다수의 건강한 사람을 목표로 한다

제약회사가 희귀병에 걸린 사람들을 치유하는 신약개발은 수지타산이 맞지 않기 때문에 전념하지 않는다. 제약회사들은 건강한 사람들이 흔히 걸릴 수 있는 질병을 주 타깃으로 한다. 거담제(가래를 제거하는 약), 진통제(통증을 경감시키는 약), 해열제(병적으로 높아진 열을 정상으로 내리게 하는 약)등 보통 사람들이 잘 걸리는 병의 상태를 개선하는 약들은 종류마다 수백종씩 나와 있다.

우리나라에서 매년 감기로 병원을 찾는 환자의 수는 2억 명이고 1년동안 감기 치료에 소용되는 병원비는 2조 5천억 원이나 된다. 그래서 어떤 사람은 "대한민국은 '감기공화국'이다."라고 까지 말한다. 감기는 약을 먹거나 주사를 맞지 않아도 쉬면 자연히 낫는 병이다.

약으로 당신의 몸을 더 망가뜨리지 말고 자연치유력을 높여 건강하고 날씬해져라. 대부분의 질병은 스스로 만든 것이며 적극적으로 식생활을 개선하면 반드시 치료할 수 있다.

건강은 돈으로 살 수 없다. 약으로도 얻을 수 없다.

4부

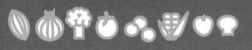

내 몸을 경영한다

10장
내 몸은 내가 경영한다

자신의 몸은 누가 돌보아야 하는가? 바로 자신이다. 아무도 자신보다 자신의 건강을 감시하기에 좋은 사람은 없다. 우리는 의사보다 자신의 몸을 더 잘 안다. 어디가 아프고 어디가 제대로 기능하지 않으며 무엇이 변하는지를 알고 있다. 자신의 몸이 무엇인가 잘못되었다면, 우리는 그것을 안다.

(1) 내 몸은 내가 경영한다

회사도 경영을 잘못하면 빚지고 결국에는 문 닫는다. 우리 몸도 마찬가지다. 우리 몸의 사장은 바로 '자신'이다. 훌륭한 사장이 되어 내 몸이라는 회사를 흑자회사로 만들어야 한다.

질병의 세계화가 진행 중이다. 수많은 나라가 서양식 식습관과 생활방식을 택함으로써 서양식 죽음을 복사하고 있다. 간혹 "인생은 즐기면 그만이다. 빨리 죽는 건 개의치 않는다."라고 말하는 사람을 본다. 그런데 '오래 사는 것'도 중요한 문제이지만 죽기 전까지 '어떻게 사느냐'도 큰 문제다. 삶의 질도 중요하다.

좋은 음식을 먹으면 생각이 더 또렷해지고 기분이 좋아지고 두뇌로 흘러가는 혈액이 늘어나고 에너지가 더 넘쳐 난다. 식단과 생활습관을 바꾸면 심장으로 흐르는 혈액량을 늘릴 수 있다. 식단의 전환과 생활방식의 변화만으로 가슴 통증이 평균 91%나 줄어든다. 생식기로 흐르는 혈액량도 증가한다. 성기능이 향상되는 것은 당연하다.

우리는 모두 죽을 수밖에 없는 운명이다. 개인별 사망률이 100%라는 사실에는 변함이 없다. 우리에게 가장 중요한 문제는 '얼마나 오래 사느냐'가 아니라 '얼마나 잘 사느냐'다. 얼마 전 어떤 의사가 쓴 책에서 '99 팔팔23'이란 표현을 보았다. 99세까지 팔팔하게 살다가 2~3일 만에 죽는 것을 말하는 표현이다. 정말 이대로만 살다 갈 수 있다면 행복할 것 같다. 그런데 이것이 불가능한 것만은 아니다.

식단에 얼마나 변화를 주느냐에 따라 우리는 건강을 향상시킬 수도 있고 인생을 더 의미 있게 향유할 수도 있으며 삶의 고통을 줄일 수도 있다. 그러나 많은 사람들이 이것을 무시한다. 우리는 하루도 **빼놓지** 않고 선택의 스펙트럼과 마주한다. 여러분은 동물성 단백질이나 기름진 음식 등 우리 몸에 나쁜 것을 포기하고 싶지 않을지도 모른다. 하지만 그러한 음식의 섭취를 줄임으로써 얻는 혜택은 무척 **빠른** 시간 안에 확실히 나타난다.

우리가 무엇을 믿고 무엇을 먹느냐에 따라 우리 몸은 달라진다. 천국과 지옥은 죽어봐야 알 수 있지만, 이것은 살아서 눈으로 확인할 수 있다. 음식으로 삶을 변화시킬 수 있고 누구나 그 놀라운 변화를 체험할 수 있다.

자신을 바꿀 사람은 자신밖에 없다

필자는 야구를 좋아한다. 그래서 대학원에 다닐 때 야구선수들의 연습 장면들을 즐겨 보곤 했다. 그런데 언젠가는 감독이 실수하는 선수를 야구 방망이로 때리는 것을 보았다. 감독과 코치의 역할은 선수들이 잘못하면 체벌을 주어서라도 잘하도록 만드는 것이다.

그러나 우리가 음식을 잘못 먹는다고 누가 와서 간섭을 하거나 때리지 않는다. 그랬다간 폭력행사로 그 사람은 감옥에 갈 것이다. 자신의 식생활을 바꿀 수 있는 사람은 자신밖에 없다. 매 끼 무엇을 먹는가의 선택은 너무나 분명하고 너무나도 다른 결과를 낳는다.

딱 3주만 헌신한다면 당신은 영원히 인생을 바꿀 수 있다. 3주 동안 아침에 과일을 먹으며 몸의 소리를 들어보라. 우리 몸은 원래 건강하고 날씬하도록 창조되었다. 우리가 올바른 방향으로 방향을 바꾸면 몸은 여러분에게 날씬함과 상쾌함으로 보답한다.

이제 모든 것은 여러분에게 달려 있다.

(2) 생각하며 먹어라

좋은 음식을 먹어야 '명품인간'이 된다

간단한 한 끼의 식사는 겉으로는 별 의미 없는 것처럼 보일 수 있지만,

우리 몸과 새로운 관계를 맺는 씨앗이 된다.

스트라디바리우스가 만든 바이올린은 바이올린의 명기로 손꼽힌다. 그 바이올린으로 연주하는 것만으로도 사람들의 입에 오른다. 그 명품 바이올린을 만드는 제일 중요한 포인트는 다른 것보다 '좋은 나무'를 쓰는 것이다. 좋은 나무를 써야 명품 바이올린이 나온다.

일벌의 평균수명은 45일이고 여왕벌은 4년이 넘게 산다. 일벌과 영왕벌을 나누는 것은 유전자가 아니라 유충 때부터 먹는 음식이다. 무얼 먹느냐에 따라 여왕이 되기도 하고 평민이 되기도 한다. 여왕벌은 일생동안 로열젤리만 먹는다. 보통 꿀은 설탕과 물로 이루어져 있으나 로열젤리는 단백질, 지방, 무기질, 비타민 등의 성분이 골고루 들어 있기 때문에 특별한 역할을 한다. 여왕으로 태어나는 것이 아니라 여왕으로 만들어지는 것이다.

이처럼 우리도 좋은 음식을 먹어야 명품인간이 된다. 패스트푸드는 정크푸드 즉 '쓰레기 식품'이다. 쓰레기를 우리 몸에 집어넣으면 우리는 쓰레기가 된다.

경고음에 귀를 기울여라

비만과 몸의 거북함과 질병은 우리에게 유익한 경고 소리다. 모든 경고는 변화를 요구한다. 일단 경고음이 울리면 우선적으로 매일매일 자신을 돌보는 일에 힘써야 한다. 경고음을 받아들이면 변화는 시작된다.

음식은 모든 생명의 원천에서 직접 나온 것이다. 우리는 먹을 것을 구하고 재배하고 생산하고 섭취하지만, 모든 형태의 삶은 창조주가 내린 선물이다. 그래서 우리는 무언가를 입안에 넣을 때마다 창조주와 교류할 기회를 얻는 것이다. 음식은 우리 육체를 지탱해 줄 뿐만 아니라 영적·정신적 의미를 갖는다.

몸에 비만과 병이 오는 것은 우리 몸을 더 큰 병으로부터 구하는 경고 신호다. 이 경고를 들었다면 우리는 음식과 습관을 바꿔야 한다. 때론 삶에서 축복은 고난의 옷을 입고 찾아온다. 다만 들을 귀와 보는 눈이 필요하다.

가볍게 먹고 쉽게 소화시키기

음식은 우리가 삶을 사는 데 필요한 에너지를 공급한다. 이 에너지는 또 음식물을 소화시키는 데도 사용된다. 그러나 소화에 많은 에너지를 사용할수록 삶에 쓸 수 있는 에너지는 그만큼 줄어든다.

사람들은 보통 소화하기 어려운 음식들을 소화하기 위해 많은 에너지를 소모한다. 가공된 육류와 튀김류, 설탕, 소금, 화학물질을 잔뜩 넣은 음식들이 그 예다. 이런 음식물의 소비를 줄이고 소화하기 쉬운 과일과 야채를 많이 섭취하면 놀라울 정도로 활력이 샘솟는다.

입에서 식도, 위, 소장, 대장, 항문에 이르는 소화관의 길이는 모두 합쳐 7~9m에 이른다. 정제된 식품과 온갖 가공식품으로 푸짐하게 식사를 하는 현대인들은 늘 앉아 있는 생활방식 때문에 더더욱 소화기관이 압박을 받는다. 기본적으로 우리들의 소화기는 24시간 동안 쉬지 않고 일하도록 강요받는다. 어떤 기계든지 하루 24시간씩 일주일 내내 가동된다면 고장 나고 말 것이다.

몸의 경우도 마찬가지다. 몸이 죽은 세포들을 없애고 새로운 세포를 만들어 내려면 몇 시간 동안은 소화라는 힘겨운 작업을 쉬는 시간이 있어야 한다. 그래서 매일 12시간씩은 위를 쉬게 해주어야 한다. 예를 들어 오전 7시에 아침식사를 하였으면 오후 7시 이후에는 음식을 더 이상 먹지 않는 것이 좋다.

정제된 밀가루제품, 육류, 유제품, 설탕, 가공된 음식을 정기적으로 먹으면 끈적거리는 막이 형성되어 장벽에 달라붙을 수 있다. 이런 불필요한 물질은 영양분의 흡수를 막고 배설을 방해한다. 하루에 1~2회 정도 정기적으로 배설이 이루어지지 않으면 노폐물이 장내에 남게 되는데, 이 때문에 다량의 독성이 생긴다. 이런 식으로 소화기관에 압박이 가해지면 몸은 무기력해지고 움직이는 것이 불편해진다. 생명 에너지가 순환하지 못하게 된다.

우리 몸의 경영에 성공하는 길은 에너지를 남기는 일이다. 남은 에너지는 우리 몸의 노폐물을 제거하고 면역력을 높인다. 몸의 경영에서 성공하려면 에너지를 남기는 음식을 먹어야 한다.

에너지원 테스트

음식이 자신에게 에너지원을 잘 공급해 주고 있는지 확인하려면 다음과 같은 테스트를 해보라.

식사를 하고 나서 한두 시간 후에 어떤 느낌인지를 적어 보자. 에너지가 아직도 강하게 느껴지는가? 활력이 넘치고 정신이 명료하고 정서적으로 균형을 찾았다고 느껴지는가? 그렇다면 그 특별한 음식물이 자신에게 맞는 연료이다.

무기력하고 짜증스럽고 정신이 집중되지 않는 데도 그 음식물을 더욱 갈망하게 된다면 그 음식물은 자신을 고갈시키는 것이다. 설탕, 카페인, 과자, 햄버거, 피자, 야채, 과일 같은 음식들이 자신에게 어떤 영향을 미치는지 주의를 기울여 보자.

어떤 음식이 나에게 에너지와 생기와 활력을 주는지 테스트해 보자.

음식맛 테스트

여러분이 음식을 먹을 때 어떤 음식은 맛이 있고 어떤 음식은 맛이 없을 것이다. 어떤 음식은 끌리고 어떤 음식은 끌리지 않을 것이다.

본인의 상태를 간단하게 테스트해 볼 수 있다. 평소에 8장에 나오는 먹을수록 좋은 음식이 맛있는지, 9장 먹지 않을수록 좋은 음식이 맛있는지 살펴보라. 좋은 것은 좋은 것을 끌어 당기고 나쁜 것은 나쁜 것을 끌어 당긴다. 간접적으로 여러분의 상태를 말해준다.

사람은 움직이는 자석이다.

(3) 음식일기를 쓰고 모니터링하라

일기 쓰듯 매일 음식일기를 써라

'적자생존'이란 말이 있다. 환경에 가장 잘 적응하는 생물이나 집단이 살아남는다는 말이다. 하지만 필자는 이를 '적는 자, 기록하는 자'만이 살아남는다는 뜻으로 해석하고 싶다.

자신이 매일 먹는 음식이 무엇인지, 좋은 음식인지 나쁜 음식인지, 살아 있는 음식인지 죽은 음식인지, 효소가 들어 있는 음식인지 효소가 없는 음식인지 매일 적고 모니터링하자.

이것이 귀찮은 사람은 날씬하고 건강하게 살 자격이 없다. 살이 찐 채, 병이 든 채 살아갈 확률이 높다. 부록에 있는 음식일기를 매일 쓰고, 이 책의 원리대로 자신이 하고 있는지 체크하자.

그리고 작은 성공에 대해 자신을 칭찬하자. 작은 성공이 큰 성공을 부른다.

목표와 계획을 세우고 체크하라

우리 몸의 세포의 평균 교체주기는 4개월이다. 사람마다 생체리듬과 상태는 다르기 때문에 '아침 과일 다이어트'를 하면 즉시 효과가 나타나는 사람도 있고 효과가 더딘 사람도 있지만 분명한 것은 반드시 좋은 쪽으로 변한다는 것이다.

그런데 자신의 목표와 계획이 없으면 이런 일은 일어나지 않는다. 필자도 2008년 75kg에서 61kg으로 살이 빠졌는데 정확히 기록해 놓지 않아서 모르고 있다가 2008년 연간 계획표를 점검하다가 알았다. 자신을 점검하지 않으면 좋은 변화가 와도 나쁜 변화가 와도 모른다.

음식일기를 매일 적으며 목표를 확인하며 이 책에 쓰인 것을 지키려고 노력한다면 건강과 날씬함을 한꺼번에 얻을 수 있다. 먼저 목표와 계획이 명확해야 한다. 설계도도 없이 집을 지을 수는 없다. 계획을 세우는 것은 선천적인 것이 아니라 후천적인 연습이다. 점검 없는 계획이란 빛 좋은 개살구다. 여러분은 성공할 수 있다.

(4) 훌륭한 자가테스트 방법

변의 색과 냄새

가장 좋은 변은 바나나 모양과 빛깔의 변이다. 여기에 가까울수록 식생활과 건강이 좋다는 증거다. '아침 과일 다이어트'를 꾸준히 하는 사람들은 변의 모양이 이것과 비슷할 것이다.

육류나 몸에 좋지 않은 음식을 먹은 다음날에 자신의 변의 색과 냄새를 보면 색깔도 검고 좋지 않은 냄새가 난다. 돈을 들여 정밀검사를 받지 않아도 변을 통해 자신의 건강을 매일 체크할 수 있다.

방귀의 횟수와 냄새

자신의 방귀 냄새가 바로 자신의 뱃속 냄새다. 만약 방귀 냄새가 고약하다면 그 고약한 냄새는 음식이 소화기관에서 부패하거나 발효해서 황화수소, 메틸 메르카프탄, 디메틸 설파이드 등의 악취를 만들어 내기 때문이다. 방귀가 고약한 냄새를 풍긴다면 그것은 체내가 오염되었다고 보면 된다.

식습관이 올바르다면 방귀가 나오지 않을 뿐만 아니라 나온다 해도 여간해서 냄새가 나지 않는다. 장내의 환경이 좋게 유지된다면 먹은 것은 부패나 발효되지 않기 때문이다.

소변의 색

소변의 색이 진하다면 수분 섭취가 모자란 것이다. 소변색이 흐릴수록 알카리성으로 좋은 상태이고 진한 노란색일수록 산성으로 좋지 않은 상태다.

식전에 500㎖의 물을 먹도록 하고 평소에도 될 수 있으면 물을 많이 먹는 것이 좋다.

(5) 주변요인을 잘 다스려라

스트레스

만성스트레스는 살이 찌게 한다. 한국인의 스트레스지수는 세계 1위라고 한다. 그래서 우리나라를 스트레스 공화국, 질병 천국으로 부르기도 한다. OECD 국가 중 자살률 1위라는 불명예도 안고 있다.

스트레스란 우리가 실제로 할 수 있는 것 이상의 일을 하도록 누군가 요구했을 때 생기는 생각, 행동, 신체의 변화다. 살면서 스트레스가 없을 수는 없으나 같은 일을 겪어도 어떻게 인식하느냐에 따라 스트레스가 더 커지기도 하고 작아지기도 한다.

스트레스를 받으면 심장은 뛰고 혈압은 높아진다. 숨은 가빠지고 더욱 긴장하게 된다. 혈액은 신장, 간장, 위장, 피부에서 두뇌와 심장으로 모여들게 된다. 혈액 속의 당, 지방, LDL 콜레스테롤이 올라간다.

스트레스를 받으면 우리 몸은 아드레날린과 코티솔 등 스트레스 호르몬을 분비한다. 만성적인 스트레스는 코티솔의 수치를 올린다. 코티솔은 스트레스 호르몬으로서 우리 몸의 복부에 불필요한 지방을 쌓아 두게 만든다. 스트레스를 많이 받으면 코티솔이 많이 분비되어 복부 비만, 제2유형 당뇨병, 고혈압 등을 유발시킨다.

스트레스를 받으면 몸에 나쁜 음식을 더 먹는다

스트레스는 불쾌한 자극이다. 우리의 뇌는 스트레스를 받으면 다른 쾌락으로 스트레스라는 불쾌감을 지우려고 한다. 스트레스는 수명과도 연관이 있을 뿐 아니라 우리가 먹는 음식 선택에도 영향을 준다.

사람들은 보편적으로 스트레스를 받으면 고기를 평소보다 45%나 많이 먹고 치즈와 같은 유제품이나 단것도 많이 먹게 된다. 또한 10대 학생들은 스트레스를 많이 받으면 지방이 잔뜩 든 음식을 많이 먹고 과일과 야채는 적게 먹는다. 즉 건강이 나빠지며 살이 찐다.

잘못된 식생활과 스트레스가 돌연사의 수범

돌연사는 자각 증상이 없다가 갑작스런 컨디션 이상으로 24시간 이내에 사망하는 것을 말한다. 돌연사하는 사람들의 공통점은 잦은 외식, 스트레스와 과로, 수면부족이다.

스트레스와 잘못된 식생활이 만나면 특별히 마그네슘 결핍이 온다. 스트레스를 받으면 땀과 소변을 통해 마그네슘이 체외로 배출된다. 스트레스를 많이 받는 사람은 마그네슘이 부족하지 않도록 유의해야 돌연사를 피할 수 있다.

스트레스를 잘 관리해야 한다. 마음을 편히 갖는 것이 좋다. 정신적인 근육을 키워라. 건강한 식단을 꾸준히 유지하면 스트레스에 대한 강도를 낮출 수 있고 이길 수 있는 힘을 얻는다. 우리가 즐겨먹는 나쁜 음식은 계속 스트레스 수준을 높인다.

스트레스를 많이 받을 때 나쁜 음식을 먹지 말고 과일과 야채를 많이 먹어라. 그것이 스트레스를 줄이고 상황을 개선시키는 방법이다.

수면 부족이 비만을 부른다

잠을 잘 자지 않으면 살이 찐다. 잠을 제대로 자지 못하면 교감신경이 활성화되고 스트레스 호르몬인 코티솔의 농도가 높아진다. 그러면 식욕이 늘어나 살이 찐다.

수면이 부족하면 식욕을 억제하는 호르몬인 렙틴의 분비가 적어지고 그렐린이라는 호르몬이 증가하는데, 그렐린은 입맛이 좋아지고 배고픔을 느끼게 하는 호르몬이다. 그래서 잠을 불규칙하게 자거나 적게 자는 사람은 뚱뚱해질 가능성이 많다.

미국 오하이오주 케이스웨스턴 대학 연구팀이 15년간 7만 명 이상 여성을 조사한 결과 7시간 이상 자는 여성에 비해 5시간 이하로 자는 여성이 평균 15㎏ 체중이 많이 나간다는 것을 발표했다. 특별히 밤 11시에서 새벽 2시까지는 성장 호르몬이 분비되는 시간이기 때문에 어린아이들은 이 시간에 꼭 자야 한다. 성장 호르몬이 부족하면 복부 비만이 많이 생긴다. 밤 11시~새벽 2시 사이에는 반드시 잠을 자야 비만 중에 제일 나쁜 복부 비만(내장 비만)이 감소한다.

수면 부족은 자율신경의 컨디션을 저하시킨다. 일상적인 활동에 필요한 교감신경과 수면 등을 관장하는 부교감신경의 전환이 제때 이루어지지 않으면 호르몬과 면역기능이 둔해진다. 식욕을 조절하는 뇌의 기능까지 저하되어 과식하게 된다.

예를 들어 닭들을 좁은 우리에 가둔 채 밤중에도 휘황찬란하게 불을 켜놓고 수면을 방해하면 쉴 새 없이 먹어 살이 찐다. 연구 결과를 보면 수면 시간이 길수록 건강하고 적정 체중을 유지했다.

밤에 7~8시간은 자야 노화를 방지할 수 있다는 연구 결과가 있다. 그러나 9시간 이상 자면 빨리 늙는다고 한다. 즉 너무 많이 자는 것도 좋지 않다는 것이다. 11시부터 새벽 2시까지 자지 않거나 5시간 이하로 자면 살이 찔 확률이 높아진다.

음식 먹을 때 주위 환경

음식을 먹으며 TV를 보거나 책을 읽는 등 다른 것을 하면 살이 찐다.

텔레비전을 보면서 음식을 먹으면 더 많은 칼로리를 섭취하게 된다. 자극 때문에 포만감을 늦게 느끼게 되고, 결과적으로 그만 먹으라는 두뇌의 신호를 놓치고 마는 것이다.

텔레비전을 보는 시간이 많을수록 BMI 수치가 높으며 광고에 자주 나오는 음식을 더 찾게 된다.

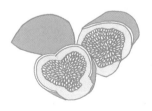

11장

익숙한 것과 결별하라

자신이 먹던 음식을 바꾸는 것은 쉬운 일이 아니다. 음식뿐만 아니라 자주 보던 것, 익숙한 것과 헤어지는 것은 고통과 아픔을 동반한다. 그래서 대부분의 사람들은 어제 먹던 것을 아무 생각 없이 오늘도 먹는다. 때로는 무엇이 옳고 좋은 음식인지 알게 되어도 이전에 먹던 음식과 헤어지지 못한다.

그러나 건강하고 날씬하게 살려면, 어느 순간 수술대 위에 누워 있지 않으려면, 자신이 오랫동안 먹던 음식이나 습관과 헤어져야 한다. 때로는 예전의 습관과 완전히 이별하지 못하고 슬금슬금 과거로 되돌아갈 수 있다. 그러나 정신 차리고 과거의 습관과 과감히 결별해야 한다.

실패는 불명예가 아니다. 실패의 결과를 분석하여 그 원인을 알아내면 된다. 실패야말로 세상에서 가장 아름다운 예술이다. 누구든지 실패하면서 성공에 다가가기 때문이다.

이 책을 통하여 많은 것을 알았더라도 행동하지 않으면 소용이 없다. 여러분 곁에 있는 익숙한 음식과 헤어지고 좋은 음식을 가까이 하지 않으면 결코 날씬함과 건강함과 상쾌함은 오지 않는다.

다른 무엇보다 오전에 과일과 물만 먹는 원칙은 지켜야 한다. 배가 고프거나 허전하면 과일을 여러 번 먹어라. 오전에는 든든한 음식, 커피, 간식과 꼭 담을 쌓아라.

(1) 손에 쥔 것을 놓으면 꽃병을 깨지 않아도 된다

네 살배기 아이가 값비싼 꽃병에 손을 집어넣다가 그만 손이 끼었다. 엄마가 꽃병을 잡은 채 아이의 손을 당겨 보고, 비눗물을 아이의 손에 적셔도 보았지만 여전히 빠지지 않았다. 결국 엄마는 모든 것을 단념하고 아이를 진정시킬 수밖에 없었다.

"곧 있으면 아빠가 오셔서 꺼내 주실 거야." 엄마는 꽃병을 깰 수도 있었지만, 그것은 집안 대대로 내려온 가보였다. 아빠가 집에 도착했을 때 아이는 겁에 질려 있었고 엄마는 마음이 심란해져 있었다.

아빠는 고민하다가 "아무래도 꽃병을 깨야겠군." 하고 말했다. 그리고 꽃병을 망치로 내려치기 시작했다. 꽃병은 이내 금이 갔고 조각조각 부서지면서 주먹을 꼭 쥔 아이의 손이 드러났다.

"꽃병에 손을 집어넣은 내내 이렇게 손을 꼭 쥐고 있었니?" 아빠가 물었다.

아이가 눈물을 흘리면서 고개를 끄덕였다. 그때 엄마가 아이를 다독이며 다정히 물었다. "애야, 왜 그랬는지 말해 주겠니?" "동전이 이 안에 있었거든요." 그러면서 아이가 편 손에는 동전이 하나 있었다. 아이가 꽃병 안에 든 손을 펴서 동전을 포기하지 않아 부모는 귀한 가보를 부쉬어야만 했다.

당신의 손에 쥔 것을 놓아라. 그러면 귀한 가보를 깨뜨리지 않아도 된다.

(2) 경로의 법칙

우리 몸은 한 번 경로가 정해지면 그 길을 계속 따르려는 현상이 있다. 2000년 이상 역사적 사건들을 분석해 본 결과 한 번 경로가 정해지면 그 관성 때문에 다른 방식으로 바꾸기가 어렵다는 것이 발견되었다. 1867년에 등장한 최초의 수동 타자기는 빨리 치면 고장이 나서 천천히 치도록 자판이 비효율적으로 배열되었다. 65년 후에 나온 타자기는 개량되어 고장이 날 염려가 없어 손가락 움직임을 높여 주는 효율적인 자판이 보급되었다. 그러나 구형 자판에 익숙해진 사람들의 관성으로 현재까지 비효율적 자판 배열을 쓰고 있다.

어떤 경로에 의존하기 시작하면 그것이 비효율적이라는 사실이 판명된 후에도 그 길을 벗어나기 힘들다. 과거 지나온 경로와 습관에 의존해 미래의 진행 방향이 결정된다. 변화의 방해꾼들은 입버릇처럼 "그건 원래 그런 거야. 바꿀 필요 없어."라고 말한다.

그러나 음식에 대한 우리의 방향성을 바꾸어야만 한다. 왜냐하면 우리가 가고 있는 저 앞에 낭떠러지가 있기 때문이다.

(3) 항상성의 원리

우리 몸의 특징 가운데 '항상성의 원리'라는 것이 있다. 좋은 것이든 나쁜 것이든 이전 상태나 상황을 유지하려는 힘이다. 우리는 아무 생각 없이 반복적으로 같은 패턴을 따르는 경향이 있다. 거기에는 자아와 관성이 혼합되어 작용한다.

지금까지 해왔던 것을 그대로 하는 것은 아주 쉬운 일이다. 쉬운 일은 나쁜 결과를 가져올 확률이 높다. 이것을 극복하려면 먼저 인식과 생각이 바뀌어야 하고, 그 다음 우리의 습관이 바뀌어야 한다.

나쁜 생각을 고치는 가장 좋은 방법은 좋은 생각을 하는 것이다. 나쁜 습관을 고치는 가장 좋은 것은 좋은 습관을 갖는 것이다. 사람은 3주 정도면 몸에 익숙해진다. 3주만 열심히 노력해 보자. 스스로 할 수 있다는 자신감이 생길 것이다. 그 자신감으로 그것을 평생 습관으로 만들자. 이것이 성공의 원리이다.

(4) 자기를 향한 분노

살이 찌거나 질병에 걸린 사람들은 자기 자신에 대한 분노를 가질 수 있다. 인생이 자기 마음대로 되지 않으면 자신에 대해 화를 낼 수 있다. 그러나 이런 태도는 버려야만 한다. 분노는 불에 비교되는데, 분노는 자기를 태워 버리고 우리 모두를 태운다. 분노는 과거에 대해서는 원망과 후회를 남기고 미래에 대해 두려움과 공포를 심는다. 자기를 향한 분노를 거두어야 한다.

기적 같은 삶에 대한 감사함으로 자신을 채워야 한다. 지금 살아 있는 것이 기적이라면 내일은 분명 덤이다. 오늘 나를 바꾸면 내일은 날씬하고 건강해질 수 있다. 자기를 향한 분노 대신 행복할 수 있다고 외쳐라.

(5) 술

우리나라 사람은 1인당 알코올 소비량은 세계 2위다. 남자의 83%, 여자의 55%가 술을 마신다. 술을 많이 마시면 지방간에 걸린다. 지방간은 전체 간세포의 5% 이상에 지방이 낀 상태를 말한다. 지방간 환자가 계속 과음할 경우 심해지면 알코올성 간염으로 발병하고 나중에는 간세포가 굳어지고 간경화로 진행된다. 알코올은 그 자체로도 간질환을 유발할 수 있지만 특히 빈속에 술을 마시는 것은 지방간, 간염, 간경변 등 알코올성 간질환에 이르는 지름길이다.

술은 뇌세포를 녹인다. "술을 먹다가 필름이 끊겼다."는 말을 종종 듣는데 이것은 단기기억장애다. 알코올이 뇌에 들어가 기억력을 관장하는 해마 부분을 상당히 자극하거나 손상시킴으로써 3~4시간 정도 기억 못하는 것을 말한다. 이것이 자주 반복되면 뇌에 치명적인 손상을 가져올 수 있다. 적정량을 넘긴 과도한 음주는 뇌에 치명적이다. 그리고 한번 파괴된 뇌는 결코 회복되지 않는다.

술을 많이 먹으면 간과 뇌뿐만 아니라 남성의 성기능 등 몸의 이곳저곳이 망가진다.

(6) 담배

흡연은 질병이다. 흡연은 '니코틴 중독으로 인한 만성질환'이다. 2002년 보건복지부의 자료에 따르면 프랑스의 남성 흡연율은 32%, 호주는 21.4%이고 세계 최고의 담배 생산국인 미국도 이와 비슷한 20.2%인데 우리나라는 무려 61.8%로 OECD국가 중 1위다. 전 세계 흡연자는 13억 명이고, 담배로 인해 사망하는 인구는 연간 500만 명에 이른다.

흡연은 폐암의 원인이 된다. 담배를 피우면 우리 몸의 동맥이 노화된다. 동맥의 노화는 피부를 주름지게 하고 발기부전, 심장질환, 기억력 상실을 초래한다.

애연가는 비흡연자에 비해 심장마비에 걸릴 확률이 10배나 높다. 담배에는 4,000여 종의 화학물질이 들어 있는데, 이 중 40%는 DNA에 직접적으로 작용하여 유전적인 변이를 일으키고 암으로 발전한다.

대부분의 흡연의 부산물들은 산소와 화학반응을 촉진하는 산화제들이다. 이것들은 우리 몸에서 프리래디칼을 증가시킨다. 흡연은 폐의 조기 노화를 초래하고 눈의 노화와 관련이 깊어 안과질환인 황반변성에 걸릴 확률이 비흡연자에 비해 2~5배 높다.

매년 흡연자의 절반이 금연을 시도하지만 성공률은 5% 이하다. 금연을 시도하다가 실패하면 다시 시도하면 된다. 단 한 번에 성공하는 사람은 드물다. 할 수 있다는 자신감을 잃지 않는 것이 중요하다.

금연을 하면 체중이 늘 수는 있으나 체중이 느는 것보다 흡연이 훨씬 더 위험하다. 그리고 과일과 야채를 많이 먹으면 담배를 끊어도 살이 찌지 않는다.

(7) 과로

과로는 비만과 암과 돌연사를 부른다. "나 아니면 안 돼." "나밖에 할 사람이 없어." "무슨 일이 있어도 끝까지 해야 해." 이런 마음을 가지고 열심히 일하는 사람들을 주위에서 많이 본다.

필자도 한때 그랬다. 그래서 당뇨와 간염에 걸리기도 했다. 과로는 스트레스, 비만, 암, 만성질환, 돌연사의 원인이 된다.

하지만 조금만 생각을 바꾸면 일도 잘하면서 건강해질 수 있다. 우리의 삶은 생각한 대로 이루어진다. "나 없이도 일이 잘 될 수 있다."고 생각하라. 좀 더 편히 긴장을 풀어라.

자신만의 공간을 꾸며라. 매일 책상을 정리하고 낮잠을 자자. 휴가도 가고 여유를 찾아보자. 자신의 몸을 지키기 위해서는 '무리하는 생활양식'을 바꾸는 용기도 필요하다.

(8) 영양보조제

오늘날 영양보조제가 왜 인기가 있는 것일까? 많은 사람들이 요리를 하면서 잃어버리는 수많은 영양소를 보충하려고 하기 때문이다. 그러나 아무리 훌륭하게 제조된 영양제라 할지라도 효소가 파괴된 음식을 주로 먹는 우리 몸을 회복시킬 수는 없다.

따라서 익힌 음식과 영양제보다 자연 그대로의 음식을 더 먹는 것이 중요하다. 과일과 야채를 많이 먹으면 웬만한 영양제는 먹을 필요가 없다. 사람이 만든 영양제를 의지하기보다는 자연이 만든 영양제인 과일과 야채를 많이 먹어라.

(9) 약

현대의학은 급성감염증이라든지, 부상 등의 구급의료에는 뛰어난 위력을 발휘한다. 그러나 만성적인 질병에는 손을 쓰지 못한다. 약은 심하게 아플 때 1~2주간 먹을 수는 있다. 그러나 6개월, 1년씩 약을 먹으면 좋지 않다.

약을 많이 먹으면 우리 몸은 교감신경 우위상태가 된다. 몇 종류의 약을 먹으면 교감신경이 긴장하면서 혈관이 수축되고 혈액 흐름에 문제가 생긴다. 면역력이 떨어지고 증상은 더 나빠질 확률이 많다. 약은 내성이 생겨 이제까지 먹은 것보다 더 많은 약이 필요하게 된다.

약은 몸의 입장에서 보면 또 다른 이물질이다. 몸에 들어오면 해독을 해야 한다. 간뿐만 아니라 몸 전체에 굉장한 부담을 준다. 실제로 대여섯 종류 이상의 약을 먹고 있는 사람은 모두 맥박이 빠르고 장시간 노동으로 고생하고 있는 것과 같은 효과를 몸에 준다고 한다. 몸이 나으려고 약을 먹지만 실제로는 약이 몸에 굉장한 스트레스와 부담을 주는 것이다. 응급한 상황 외에는 먹고 있는 약을 줄여가라.

대부분의 약은 원인을 고치기보다는 그 상태를 완화시키며 유지하는 역할을 한다. 될 수 있으면 식습관 개선으로 면역력을 키우고 의사와 상의하여 복용하는 약을 줄여가라.

(10) 큰 접시와 그릇

미국 맥도널드에서 햄버거 사이즈와 음료용기의 크기를 키우자 매출이 급격히 올라갔다. 그릇이 크면 사람들은 더 먹게 되기 때문이다. 패스트푸드점의 용기를 유심히 본 사람이면 극장에서 파는 음료나 팝콘의 사이즈가 예전보다 커지고 있는 것을 알 수 있을 것이다. 사람들의 심리를 이용하는 것이다.

될 수 있으면 작은 그릇에 음식을 담아 먹어야 한다. 그러면 과식하는 습관을 고치거나 예방하는데 도움이 된다.

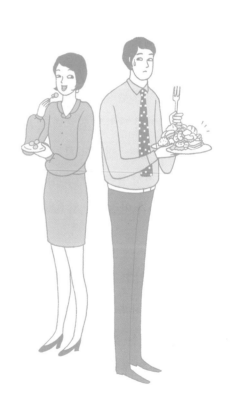

평생 건강하고 날씬하게 사는 법

과일, 야채, 물, 공기, 햇빛 등은 자연이 선사한 귀한 선물이다. 우리는 선물로 받은 것에 대한 고마움과 위대함을 놓쳐서 인생 최대의 실수를 하는 경우가 있다. 이것을 받아 누릴 때 많은 사람들이 날씬하고 에너지가 넘치고 건강한 삶을 살게 된다.

인생에 위기가 닥치지 않으면 선물로 받은 것의 중요성을 놓치고 살게 되는 경우가 많다. 필자도 과거에는 그랬다. 필자에게 위기가 찾아오지 않았으면 여전히 몸에 나쁘고 익숙한 것을 계속 몸에 공급했을 것이다.

우리는 고통과 어려움을 역전의 기회로 삼을 수 있다.

(1) 평생 건강하고 날씬하게 사는 법

사람은 살면서 두 가지 고통을 당한다고 한다. 하나는 훈련을 위한 고통이고 또 하나는 훈련을 받지 않아 나중에 겪는 후회의 고통이다. 훈련을 위한 고통은 후회의 고통에 비한다면 고통이 없다고 할 정도로 아주 미미하다.

우리 인간은 결국은 죽는다. 그리고 노화의 속도를 늦출 수는 없지만 삶의 질을 우리의 노력으로 바꾸는 것은 가능하다. 좋은 음식을 먹으면 건강하고 날씬한 몸과 정신을 갖게 된다.

거듭 강조하지만 평생 건강하고 날씬하게 사는 법은 좋은 음식을 가까이하고 나쁜 음식들을 멀리하는 것이다.

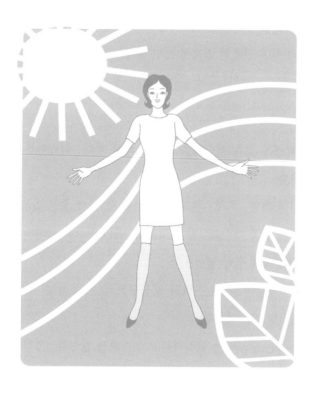

(2) 식습관을 바꾸는 요령

우리의 태도를 바꾸는 것이 성공의 열쇠다. 우유부단하고 미온적인 태도는 너무 많은 것을 허용할 수 있다. 3주일 동안 '아침 과일 다이어트'를 실천하기로 했다면 반드시 지켜라. 모든 변화는 느슨하게 마음먹어서는 일어나지 않는다. 죽을 각오로 하지 않으면 변하기 어렵다. 어떤 유혹이 있어도 꼭 지킨다고 각오하라.

입맛이 새로운 음식에 적응할 시간을 주어야 한다. 처음 3주간 모든 노력을 다하여 열심히 실천하는 사람들이 몇 달, 몇 년이 지나가도 그 플랜을 충실히 하고 만족한 결과를 보여 준다.

식습관을 바꾸는 요령

- 온 식구가 같은 식습관을 갖도록 해야 한다. 식습관은 혼자 바꾸기 힘들다.
- 신선한 과일, 야채, 견과류, 씨앗류 등 몸에 좋은 음식을 다양하게 준비해 놓고 먹는다. 바로 먹을 수 있는 신선한 과일과 야채를 식탁과 냉장고에 항상 넣어둔다.
- 이 책 9장에 나오는 '먹지 않을수록 좋은 음식'은 집안에서 다 치운다. 있으면 먹는다.
- 섭취하는 칼로리를 관리하려고 노력하지 않는다. 영양소를 많이 함유한 진짜 음식을 먹으면 몸은 음식과 다양성을 스스로 조절하는 능

력을 갖는다. 자연식 식사를 하면 과식을 하지 않는다.
- 텔레비전 광고를 될 수 있으면 보지 않는다. 눈 가는데 몸도 간다. 음식광고를 보면 먹고 싶은 충동이 생긴다.
- 좋은 음식을 먹는 것이 왜 중요한지 꾸준히 공부한다. 너무 늦은 때는 없다,
- 자신이 먹지 않던 좋은 음식을 먹어 본다. 새로운 음식을 좋아하는 데는 8번에서 15번 정도 맛보기가 필요하다. 음식습관을 바꾸려면 3주간 꾸준히 해야 한다.
- 거친 음식을 먹는다. 밥은 흰 쌀밥보다는 현미나 잡곡밥을 먹고, 빵은 흰 빵 대신 통밀빵과 같은 거친 빵을 먹는다.
- 일찍 자고 일찍 일어나는 것이 좋다.
- 배가 고프지 않을 때는 먹지 않는다.
- 과식보다는 음식을 남긴다.
- 먹으면서 다른 일을 하지 않는다.
- 세 끼를 정시에 먹고 간식은 먹지 않으며 먹고 싶으면 과일을 먹는다.
- 쓰레기 음식, 정크푸드와 헤어진다.
- 자신의 체중 목표를 보고 '나는 할 수 있다'라고 하루에 10번 이상 외치고 10번 이상 생각한다.

(3) 오늘 정확히 알면 내일이 보인다

"네가 무얼 먹었는지 말해주면, 난 네가 누구인지 말해 줄께"

피에르 베르가 지은 《빈곤한 만찬》에 나오는 말이다. 이제 나는 여러분이 무얼 먹었는지 알려주면 여러분이 어떤 사람이 될지 알려 줄 수 있을 것같다. 여러분도 유심히 자신이 먹은 것을 살펴보면 여러분의 미래를 알 수 있다.

건강과 날씬함은 행운이 아니다. 선택이다.

의지만으로는 안 된다. 나쁜 음식과 나쁜 습관의 관성과 인력은 의지력보다 세다. 본능과 싸울 것이 아니라 본인이 조절할 수 있을 때까지 음식과 결합된 이미지를 변화시키면 된다. 햄버거나 패스트푸드나 나쁜 음식을 먹고 나서 고통스러운 느낌을 상상하면 그 음식을 끊는 데 도움이 된다. 과일과 야채를 먹고 상쾌한 기분을 연상하면 즐겨 먹게 된다.

나쁜 행동과 훌륭한 행동의 차이를 결정하는 것은 무엇일까? 이것은 우리의 능력에 전적으로 달려 있는 것이 아니다. 우리의 초점과 마음을 좋은 것에 맞추면 된다. 좋은 음식이 주는 유익함과 느낌을 알고 자신의 마음에 행복한 기분을 채우면 우리는 즉시 변할 수 있다.

작은 차이가 큰 차이를 만들어 낸다. 오랜 시간을 두고 보면 가장 큰 차이를 만들어 내는 것은 흔히 아주 작은 것이다. 변화의 실마리는 자신 안에 있다. 콜럼버스의 달걀에서 보듯이 모든 것이 모르면 어렵지만 알고 나면 쉽다. 여러분이 이 책에서 좋은 음식에 대한 정보와 유익함을 많이 깨달았으면 좋겠다. 물론 무엇을 해야 할지 아는 것만으로는 충분하지 않다. 아는 것을 반드시 실행해야 한다.

필자는 이제 날씬한 몸으로 건강하고 상쾌하게 살고 있다. 주위의 많은 사람들도 날씬한 몸으로 건강하게 살게 되었으면 좋겠다.

삶에서 가장 보람 있는 일은 자신의 성공을 주위 사람과 나누는 것이라 생각한다. 많은 사람들이 건강하고 날씬하게 되기를 기도한다.

건강해!

"건강은 제 1의 재산이다" – 에머슨

날씬해!

"기분이 좋아지는 데는 어떤 일도 일어날 필요가 없다.
나는 기쁘다. 왜냐하면 살아있으니까. 삶은 선물이며,
나는 그 삶을 맘껏 즐긴다" – 앤소니 라빈스

행복해!

"우리는 행복해지겠다고 정해 놓은 만큼 행복하다"
– 아브라함 링컨

에필로그

잘살기(Well-being), 잘죽기(Well-dying)?

주위를 보면 놀랍습니다. 모두들 마구 먹습니다. 몸에 나쁜 음식을 많이 먹고 있습니다.

필자도 한때 모든 것을 운명이라고 생각했습니다. 살이 찌는 것도 운명, 병에 걸리는 것도 운명, 건강한 것도 운명이라고 생각했습니다. 그러나 삶의 많은 것이 내가 선택한 것의 결과라는 것을 안 다음부터는 조금씩 선택에 책임을 지기 시작했습니다. 그러고 나니 놀랍게도 좋은 결과들이 조금씩 나타나는 것을 체험하기 시작했습니다.

일본은 최장수국가 중 하나로 유명합니다. 2007년 일본의 사망자 수는 108만 4,488명인데 이것을 자세히 보면, 사망 원인 1위는 암으로 32만 9,198명, 2위는 심장질환으로 17만 2,875명, 3위는 뇌혈관으로 12만 8,203명입니다. 1위에서 3위를 합치면 60%가 되고 전체 사망자수의 90%가 질병으로 죽었습니다. 나머지 10%가 노쇠, 사고, 자살인데 노쇠해서 죽은 사람은 2%에 불과합니다. 100명 중 2명만이 잘 죽는다(well-dying)는 뜻입니다. 일본의 유명한 건강칼럼리스트는 이것을 '휠체어 장수시대'라고 말하기도 합니다.

이것을 보면 알 수 있듯이 현대인 대부분은 병에 시달리다 죽습니다.

그렇게 되면 본인과 가족의 육체적, 경제적, 정신적 고통은 매우 큽니다. 평생 열심히 벌어봐야 노후에 병원비로 다 써야 하는 일이 생깁니다.

이것은 비단 남의 이야기가 아닙니다. 우리들의 이야기, 나 자신의 이야기이기도 합니다.

지금 한 끼 좋은 음식을 먹는다고 금세 건강이 좋아지거나 나쁜 음식을 먹는다고 당장 병에 걸리지는 않습니다. 그러나 4개월 후, 1년 후, 10년 후에는 반드시 그 결과가 나타납니다.

평생 건강하고 날씬하게 사는 법이 있습니다. 좋은 음식을 먹는 것입니다. 오전엔 꼭 물과 과일만 먹는 것입니다. 쉽진 않을 것입니다. 그러나 시도해 볼 충분한 가치가 있는 일입니다.

몇 번 실패한다 하더라도 마음을 잡고 다시 도전하면 됩니다.

인생의 중간에 아무리 좌절이 많더라고 딛고 일어서서

끝에 웃는 자가 진정한 승리자가 아닐까요?

> "천국에서 건강하고 날씬하게 지내고 계실 아버님, 어머님!
> 내 인생을 바꾸어 주고, 이 책에 좋은 그림을 그려 준 아내 정연!
> 자랑스런 두 아들 취영! 찬영! 사랑하는 동생 준헌! 진헌!
> 모두 고맙고 감사합니다."

부록 1. 음식일기

이번 달 목표 :   Kg 감량 (Kg ➜   Kg)

날 짜:		년 월 일 (요일)
아 침	물 ( ) 커피, 차( )	먹은 것 :
점 심	물 ( ) 커피, 차( )	먹은 것 :
저 녁	물 ( ) 커피, 차( )	먹은 것 :
간 식		
운 동	팔굽혀펴기( ) 윗몸일으키기( ) 아령( )	
소변색		대변상태
잠	( )시간 ( )분 체 중	Kg
메모(본인 평가, 자신 칭찬 격려하기) : 오늘 먹은 것 중 살아있는 음식 % : 상 - 70% 이상( ), 중 - 70%~33 %( ), 하 - 33% 이하( )		

상 (70% 이상)   : 건강과 감량이 급격히 온다.
중 (70%~33%) : 완만하게 건강과 감량이 온다.
하 (33% 이하) : 조만간 비만과 병이 온다.

이번 달 목표 : Kg 감량 (Kg ➔ Kg)

날 짜: 년 월 일 (요일)		
아 침	물 ( ) 커피, 차( )	먹은 것 :
점 심	물 ( ) 커피, 차( )	먹은 것 :
저 녁	물 ( ) 커피, 차( )	먹은 것 :
간 식		
운 동	팔굽혀펴기( ) 윗몸일으키기( ) 아령( )	
소변색		대변상태
잠	( )시간 ( )분	체 중 Kg
메모(본인 평가, 자신 칭찬 격려하기) : 오늘 먹은 것 중 살아있는 음식 % : 상 - 70% 이상( ), 중 - 70%~33 %( ), 하 - 33% 이하( )		

상 (70% 이상) : 건강과 감량이 급격히 온다.
중 (70%~33%) : 완만하게 건강과 감량이 온다.
하 (33% 이하) : 조만간 비만과 병이 온다.

부록 2. 추천도서

1. 하비 다이아몬드, 《다이어트 불변의 법칙》, 사이몬북스

2. 하비 다이아몬드, 《내 몸이 아프지 않고 잘 사는 법》, 한언

3. 신야 히로미, 《병 안 걸리고 사는 법 1, 2》, 이아소

4. 조엘 펄먼, 《내 몸 내가 고치는 식생활의 혁명》, 북섬

5. 조엘 펄먼, 《아이를 변화시키는 두뇌음식》, 이아소

6. 존 로빈스, 《육식: 건강을 망치고 세상을 망친다 1, 2》, 아름드리미디어

7. 안병수, 《과자, 내 아이를 해치는 달콤한 유혹》, 국일미디어

8. 아베 쓰카사, 《인간이 만든 위대한 속임수 식품첨가물》, 국일미디어

9. 야마다 도요후미, 《병에 걸리기 싫다면 기름을 바꿔라》, 중앙book

10. 이안 맥더모트, 조셉 오코너, 《NLP와 건강》, 학지사

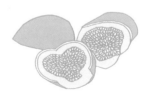